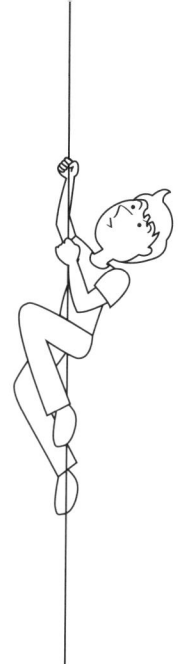

CRAFT
薬物・アルコール依存症からの脱出
あなたの家族を治療につなげるために

吉田精次・境　泉洋 著

金剛出版

はじめに

　「いくら言っても本人は飲んでいるだけで動こうとしないんです。もうどうしていいのかわかりません。」——こういった家族からの相談は少なくありません。依存症治療はこういう家族からの相談を受けることから始まることが多いです。その時に「本人に治療の意志がなければどうにもなりません」としか家族に言えないのでは専門医療でもなんでもありません。治療や回復に今は背を向けている本人に対して家族が効果的な対応を見出していける援助が必要とされています。どう対応すれば薬物やアルコールの問題を持つ本人の治療や回復につながるのかについて，家族からの切実な願いにこたえるためのプログラムがこのCRAFTです。徹底して家族の立場に立った家族援助の方法です。

　おそらくどの家族にもアルコール・薬物問題に巻き込まれてきたさまざまな苦労と努力の歴史があるはずです。特にまだ本人が治療につながっていない場合，その家族はうまくいかなかった数々の体験があり，そのことが先の希望を奪い，絶望的な気持ちにすら陥っているかもしれません。必要な援助とは，これまでの家族の苦労をねぎらい認め，そして本人に対する具体的で有効な手立てをともに考え，見出していくことです。

　これまでの家族援助は「イネーブリングを止める」「本人がシラフの時に話をする」「本人が問題に直面するまで待つ」という面が強く，これらの考え自体は間違いではないにせよ，結果的に家族にさらなる沈黙と我慢を強いてきました。家族が本人に言いたいことがあっても，本人を怒らせてしまうより黙っている方がまし，となりがちでした。家族が自分の気持ちを本人に伝えることは本人にとっても家族自身にとっても非常に大切なことです。これまで家族はその方法を知らなかっただけでした。CRAFTには新しいコミュニケーションの仕方を始めとして，包括的で総合的なプログラムが用意されています。CRAFTはそれらの方法を学び，練習する実践的なプログラムです。

CRAFTの創始者であるロバート・メイヤーズとブレンダ・ウォルフによって2004年に出版された『Get Your Loved One Sober: Alternatives to Nagging, Pleading and Threatening』（原題邦訳「あなたの大切な人にもう飲ませないために──小言や懇願，脅しの代わりに」，日本語版『CRAFT 依存症者家族のための対応ハンドブック』松本俊彦・吉田精次監訳，渋谷繭子訳，金剛出版）をテキストにして，私たちはCRAFTプログラムを家族に提供してきました。そして試行錯誤しながら，日本の医療現場に合うようにアレンジを加えてきたものが今回このワークブックになりました。

　援助職の方々には是非このワークブックを臨床場面で使っていただきたいと思います。本書を家族と一緒に読み，質問事項を家族に考えてもらい，今日家に帰ってから具体的にどんな行動がとれるかを一緒に考え，見つけ，練習できるようにしてあります。家族の方がこのワークブックで独学することも可能です。本文を読み，質問に答え，今の自分にできることを見つけてください。グループで学習することも有効です。

　CRAFTはこれまでの家族援助の限界を突破する極めて強力なプログラムです。アルコール・薬物問題で困っている家族がこの問題に対処できるようになり，楽になることを心から願います。そして，この問題で苦しんでいる本人が一人でも回復の糸口をつかめることを願います。

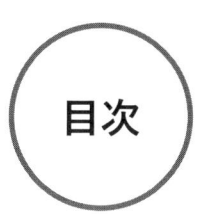

目次

はじめに 3

第1章 まずはじめに必要なこと

1 クラフト・プログラムについて ——— 12
2 いくつかのお約束 ——— 15
3 依存症のメカニズム ——— 16
4 悪循環から抜け出すための秘訣 ——— 20
5 あなたの満足度 ——— 22
6 目標を設定しましょう ——— 24

第2章 問題行動の分析

1 はじめに ——— 30
2 薬物使用・飲酒による問題行動 ——— 31
3 薬物使用・飲酒行動の分析 ——— 33
4 おわりに ——— 46

第3章 家庭内暴力の予防

1　はじめに ───── 48
2　暴力とは ───── 50
3　暴力の分析 ───── 54
4　安全な対応を練習しましょう ───── 61
5　暴力が起きた場合 ───── 64

第4章 コミュニケーション・スキルの改善

1　はじめに ───── 66
2　新しいコミュニケーション・スキル ───── 72

第5章 イネーブリングを止め，望ましい行動を増やす

1　イネーブリングを止める ───── 88
2　イネーブリングを止め，それに代わる方法 ───── 93
3　飲んでいるときにはどうするか？ ───── 98
4　望ましい行動に報酬を与える練習をしましょう ───── 100

第6章 あなた自身の生活を豊かにする

1　はじめに ——————————————— 106
2　自分をほめる ——————————————— 107
3　自分への報酬を考えてみましょう ——————— 109
4　協力者〜相談相手〜仲間を探す ——————— 112

第7章 本人に治療を勧める

1　本人に治療を勧める ——————————— 118
2　相談に行ってみるという相手の意欲を高める方法 —— 123
3　ポジティブなコミュニケーション・スキルを使う —— 125
4　準備しておくこと ——————————— 128
5　あなたの満足度 ——————————— 130

おわりに　133
著者略歴　135

CRAFT
薬物・アルコール依存症
からの脱出

あなたの家族を
治療につなげるために

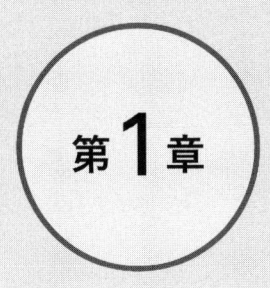

第1章

まずはじめに必要なこと

クラフト・プログラムについて

このクラフト・プログラムでは，薬物・アルコール問題を持つ人を治療につなげるために家族にはどんなことができるかを学んでいくためのプログラムです。

1. クラフト・プログラムとは

クラフトとは，Community Reinforcement and Family Training の頭文字をとった CRAFT のカタカナ読みです。Community Reinforcement and Family Training を日本語に訳すと「コミュニティ強化と家族訓練」となります。クラフト・プログラムは，依存症者の家族を対象にしたプログラムとして開発されました。

薬物・アルコール依存症は，本人が病気であることを自覚しにくい，自分から病院にかかって治そうとなりにくい病気です。そのため，家族が先に相談に来るケースが非常に多いです。正しい知識と，本人への有効な接し方を知らされない家族は，どうしても薬物やアルコールを止めさせるために，説得，小言，懇願，脅しなど，考えられることはすべてやってみます。しかしながら，そうした試みのほとんどは効き目がなかったのではないでしょうか？ 本人が問題を認識し，治療を受けるということを実現するためには，まずは家族を支援することが大切です。

このクラフト・プログラムは家族を「薬物・アルコール問題の解決の中核を担う人」と位置付けています。

2. 3つの目的

①家族自身の負担の軽減

　ほとんどの家族は，薬物・アルコール問題を抱えて大きなストレスを感じています。本人に対して適切な対応をするためには，家族自身が少しでも健康な状態を維持していることが大事です。

②本人が病院を受診する

　薬物・アルコール問題はそのままにしておいてどうにかなる問題ではありません。本人が受診して相談することが大事です。

③本人の薬物・アルコール使用状況が変わる（量が減るなど）

　量が減ることで問題行動が減ることも十分あり得ることです。同時に量を減らすことに努力してもどうしても無理だとわかった時に，薬物・アルコール使用を止める選択ができることもあります。

3. クラフト・プログラムの有効性

　このプログラムは，認知行動療法という心理療法の技法にもとづいて行われます。これまで次のような結果が得られています。

> ①物質依存に陥った人を治療に繋げるために家族がこのプログラムを受け始めたのち，70%が本人を治療に繋げることに成功しています。さらに，この効果は，家族がクラフト・プログラムに参加して4～6回目に得られています（Roozen, et al., 2010）。
> ②このプログラムに参加した家族は物質依存に陥った人との関係が改善しています。
> ③本人が治療につながるか否かにかかわらず，家族自身の

心理的健康が改善しています（Roozen, et al., 2010）。

4. プログラムの概要

　クラフト・プログラムの内容は以下に示したものになります。これらをひとつずつ，丁寧にやっていきましょう。

プログラムの内容

①	まずはじめに必要なこと
②	問題行動の分析
③	家庭内暴力の予防
④	コミュニケーション・スキルの改善
⑤	イネーブリングを止め，望ましい行動を増やす
⑥	あなた自身の生活を豊かにする
⑦	本人に治療を勧める

 **いくつかのお約束**

① このプログラムでは家族が取り組むいろいろな練習を提案していきます。すべての提案は本人を治療につなげるために考えられています。今までやったことのないことも多いでしょう。しかし，一番大事なことはあなた自身が「やってみよう」「これならできそうだ」と思えることを実践するということです。決して無理や無茶をせず，実行可能な事を積み重ねていきます。これがまず第一の成功の秘訣です。支援者は，できないことを決して要求することはありません。そして，今できないと思うことは正直に認めましょう。今やれることから始めればよいのです。

② このプログラムでは家族の方にたくさんの練習をしていただきます。練習でできないことは普段の生活の中でも実践できません。ですから，練習がどうしても必要です。このプログラムで焦らずにじっくり練習をし，練習場面でできるようになった上で，日常生活の中で実践していきます。ここでも①でお伝えした通り，できそうなことから練習していきます。

③ 本人の依存行動を変えていくために，まず家族が行動を変えていく練習をしていきます。練習あるのみです。しかし，失敗を恐れることはありません。何度でもやり直すことができます。

③ 依存症のメカニズム

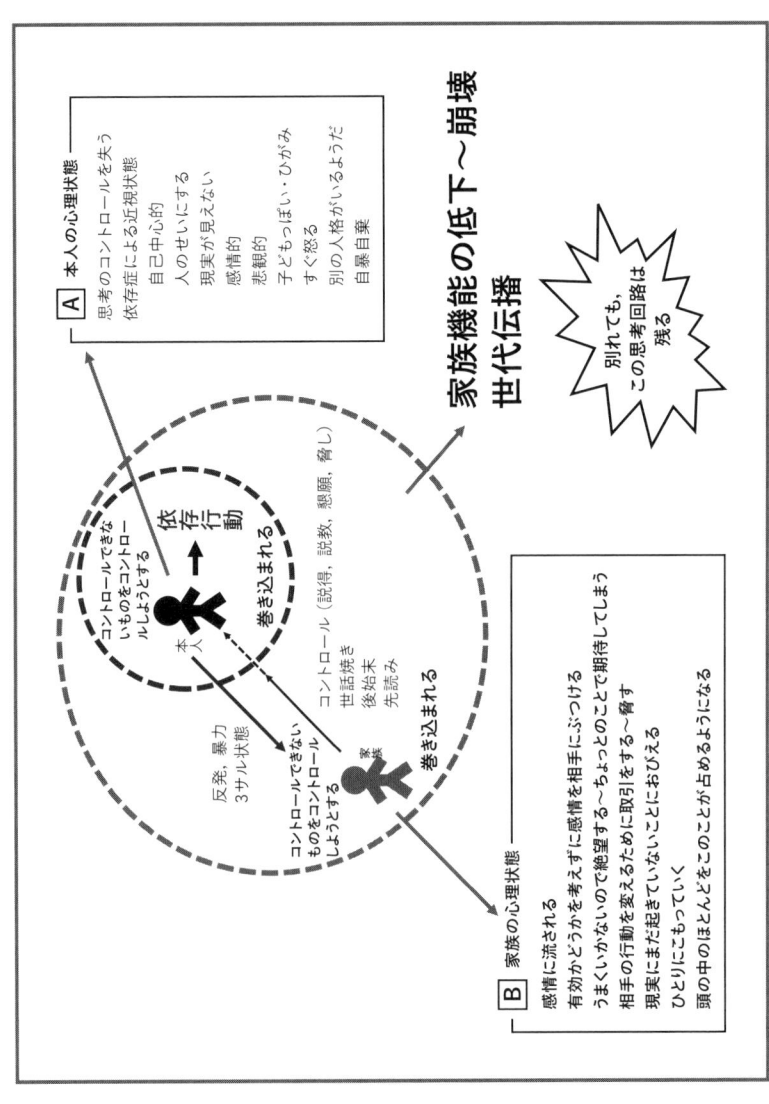

依存症者と家族の関係図

1. 依存症が作る硬直化した家族関係

　依存症という病気は家族を深く巻き込んでいきます。いつの間にか，知らず知らずのうちに本人のことだけが家族の頭を占拠してしまっています。まずは**依存症という病気が本人と家族をどんな関係にしていくのか**について，前頁の図に沿って説明をしていきます。この図は，目的地にたどり着くための大切な地図になるはずです。

　依存症は行動をコントロールできなくなる病気です。薬物・アルコール依存症の場合は薬物使用や飲酒をコントロールできなくなります。逆に薬物・アルコールに行動を支配されてしまいます。自分ではまだうまくやれていると勘違いしていますが，だんだん病気が進行していくにつれて，Ⓐに書いてあるような心理状態に陥っていきます。

　家族は本人に対して，なんとか薬物・飲酒を止めて欲しいと願います。そのためにとる手段が小言，泣き言，懇願，怒り，脅しなどに偏っていきます。なにも知らなければ必ずこの落とし穴に落ちてしまいます。それは，「まったく効果のない行動」という落とし穴です。次第に，本人に薬物を使わせない，飲酒をさせないための行動（薬物・酒を隠す，捨てる）も始まります。こうなるともはや本人と家族のコントロール合戦になってしまいます。忘れてはならないのは，人間の意志よりも依存性薬物の支配力の方が強いということです。断薬・断酒を始めなければ，その力関係は変わらないでしょう。『止めさせたい，でも止めない。こちらが言えば言うほど今度は隠れて使う・飲むようになる。薬物・酒がないと暴力を振るう，逆に脅しをかけてくる』。依存症になったら，一番大事なのは薬物や酒になってしまいます。家族の愛情もわからなくなってしまいます。そういう依存症に乗っ取られた本人をなんとかしようとして，今度は家族が依存症に頭を乗っ取られてしまう。これが家族が巻き込まれた結果です。この状態になると，家族はⒷにあ

第1章　まずはじめに必要なこと

るような心理状態に陥ってしまいます。

2. ではどうしたらいいのでしょう？

　まず大事なことは，どうしたってほとんどの家族はこうしたパターンに陥ってしまうということです。もちろん，そうでない家族もいます。でも大半は知らない間にこうなっているものです。別に家族が悪いわけではありません。大事なのはまずそれに気づくことです。

　次にすべきことは「効果の無いことを止め，効果のあることだけをする」ことです。最初はその見分けもつかないでしょう。見分けがつくようになるには依存症のことを理解するしかありません。パターンがわかり，すべきこともはっきりしたとしても，実行することはまた別の問題です。水泳と同じで，泳ぐ理屈はわかっても実際泳げるようになるには練習が必要です。できるようになる練習は，長い，時には辛い過程ですが，この練習は間違いなく効果を生みますし，家族の人間としての幅や深みを増してくれるという大きな副産物が付いてきます。この副産物は，他の人には得られない大きなおまけです。この過程は，一人ではきつくても仲間がいればやれるものです。あきらめないで，やっていきましょう。

家族が悪かったのではありません。依存症というのは得体のしれない怪物のようなものです。闘う相手をよく知って効果的な手を今から打っていきましょう。

3. CRAFTが目ざす本人と家族の関係

　クラフト・プログラムを通して，家族はこれまでやってきたが効果がなかった方法を止め，新しいコミュニケーションを学び，練習したことを実践します。そして，やってみてどうだったかを次のプログラムの時に振り返って，修正していきます。クラフトではできないことを決して家族には求めません。出来ることをカウンセラーと家族がともに見出していきます。カウンセラーが提案していきます。独学の方はこのワークブックを参考にして考えて行きます。

　こういう大まかな関係図を常に頭に置きながらやっていきましょう。

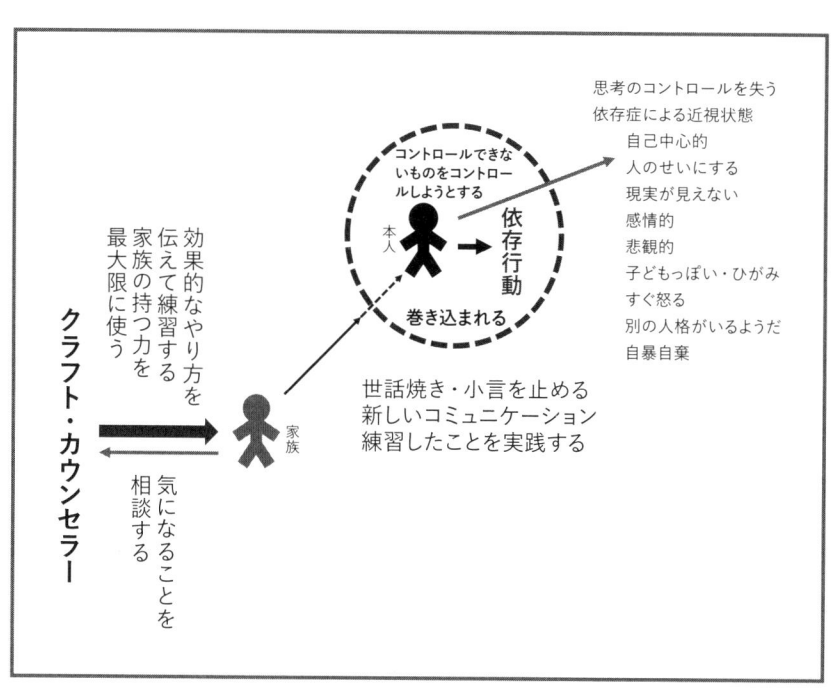

CRAFTが目ざす本人と家族の関係図

 # 悪循環から抜け出すための秘訣

1. 失敗の原因

　なんとか飲酒を止めさせようとすればするほど，悪循環にはまっていきます。それが依存症の特徴の一つです。以下に，家族が陥りやすい傾向をまとめました。

> 1. 先に言い過ぎる
> 2. 言葉が多すぎる
> 3. 正しいことを言い過ぎる
> 4. 答えを出しすぎる
> 5. 相手のアラ（粗）が見えすぎる
> 6. 先回りして考えすぎる
> 7. 感情的になりすぎる
> 8. 起きていないことを恐れすぎる（予期不安）
> 9. 事実を相手にきちんと見せていない

※3については59ページで説明してあります。

　この中で，あなたに当てはまることがありましたか？

2. 成功の秘訣

　失敗しやすい傾向を改善するだけでかなりの効果があります。どうせ努力するなら，以下のような効果が高いやり方を使いましょう。

---

1. 先々口出ししないで，何事も後出しにしましょう
2. 相手より言葉数を少なくしましょう
3. 人は正しいことを言われても変わらないと悟りましょう
4. 答えを出すのはいつも相手だと心得ましょう
5. 相手のアラは見えてもいいが，指摘は慎重にしましょう
6. 先回りして考えすぎないように気を付けましょう
7. 「相手は感情的，こちらは理性的」と自分に言い聞かせましょう
8. 事が起きてから動くようにしましょう
9. 相手にわかるように事実を見せる工夫をしましょう
10. 薬物・アルコールのことや大事な話は相手が薬物・アルコールを使用していない時だけにしましょう

　この中で，今日からまずやれそうなことはどれですか？

 あなたの満足度

　依存症は本人だけでなく家族にも大きなダメージを与えます。このプログラムは本人の回復を目指していますが，同時に家族自身が健康をとりもどすことも考えられて作られています。あなた自身が健康になることが本人の回復に直接つながっているからです。

> 以下の質問は，生活の10の領域で現在のあなた自身の満足感を検討するために作られています。それぞれの領域を評価するとき，自分自身に次のように質問してみて下さい。
>
> ### この領域では，
> ### どのくらい幸せだろうか？
>
> それぞれの領域について，もっとも当てはまる数字を○で囲んでください。
>
> **注意**──できるだけ，今のあなたの気持ちに集中してお答えください。ほかの領域にできるだけ影響されないようにしてみてください。

	とても満足									とても不満
わたしの飲酒問題	1	2	3	4	5	6	7	8	9	10
仕事／家事	1	2	3	4	5	6	7	8	9	10
家計	1	2	3	4	5	6	7	8	9	10
友人関係	1	2	3	4	5	6	7	8	9	10
趣味	1	2	3	4	5	6	7	8	9	10
家族関係	1	2	3	4	5	6	7	8	9	10
法律問題	1	2	3	4	5	6	7	8	9	10
感情面のサポート	1	2	3	4	5	6	7	8	9	10
コミュニケーション	1	2	3	4	5	6	7	8	9	10
全体的満足感	1	2	3	4	5	6	7	8	9	10

 # 目標を設定しましょう

　家族の目的を達成するために，まず現時点での目標を設定しましょう。
　いきなり大きな目的を達成しようとしても，それは無理というものです。「どうせ無理」「がんばったけど無理」となるときの一番の原因は現時点では実現できないことをやろうとしていることが多いものです。目的は最終地点を表し，目標は現時点で実現可能なものを指すと考えてください。実現できそうな小さな目標から始めることで最終的な大きな目的を達成するのです。
　目標を決めるときに，大事なポイントが3つあります。

　　①具体的であること
　　②実現可能であること
　　③あなたにとって重要であること

　それではまず次の例を見てみましょう。そのあとで，あなたの今の目標を決めましょう。

5つの目的分野	目標の例
本人の依存行動を止める	・ケンカにならずに相手と薬物使用や飲酒について話す方法を学びたい ・話を持ちかけるのに適したタイミングや始め方を知りたい
家庭内の暴力を減らす	・相手が感情的になって物を壊し投げ始める前に，未然に防ぐ方法を学びたい ・火に油をそそぐことにならないように，自分の感情のコントロール法を学びたい
生活上のストレスを減らす	・相手のことを心配しながら仕事に行くのを止めたい ・自分の楽しみのための時間を作りたい
相手に治療を受けさせる	・口ゲンカにならずに，治療を始めることについて相手と話し合う方法を学びたい ・相手を手助けできるようになるために依存症のことをもっと理解したい ・どんな行動が有効か，無効なのか区別がつくようになりたい
相手の断酒と治療をサポートする	・断薬・断酒がうまく続くように自分に何ができるかを学びたい

　目標の例を見てお分かりになると思いますが，すべてあなたの行動について書かれています。相手の反応は入っていません。これが重要な点です。相手の反応は相手次第でコントロールはできません。ここでは，あくまでも目標は自分がコントロールできる自分の行動に限定しましょう。あなたが目標にした行動を実行したことで，相手がどんな状態になるのか，変化があるのか，ないのかをよく見て，次の目標設定にそなえましょう。

あなたの目標

　いっぺんにやろうとせずに，今の自分にできそうなことをまず目標にしてみましょう。相手の行動を変えるのは自分にコントロールできることではありませんね。しかし，自分の行動は変えることができます。自分の行動の中で変えられそうなことを考えてみましょう。この本を読み始めたことがまず自分の行動を変える第一段階に進んでいるということを確認しておきましょう。そのうえで，今の自分にとって大事なことで，自分にできそうなこと，そしてやれたかどうかすぐにわかることを目標にしましょう。

　この本を読み進めると，前のページの5つの目的すべてに近づくことができます。まずは5つのなかから1つ目的を選び，それを実現するための小さな目標を立て下の欄に書きましょう。

　たとえば，「ケンカにならずに相手と話できるようになるために，この本を毎日読む」という目標なら実現可能ですね。あるいは「そのためにノートを用意して，学んだ言い方を練習する」でもいいですね。「ケンカにならない」ことを目標にするのはもう少し先にしましょう。

あなたの目標

日々の練習

　成功の秘訣を使ってみたことなど，今回学んだことを試みた行動の記録を作ってみましょう。

日付	記録

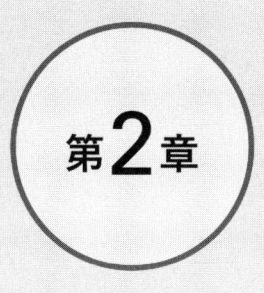

問題行動の分析

 はじめに

　前回はプログラムの概要や家族の位置づけと同時に薬物・アルコール依存症が本人と家族を巻き込んでいくメカニズム，そして成功の秘訣10カ条などについて学びました。今回は薬物使用・飲酒によって引き起こされる問題行動について分析してみましょう。

　この課題の目的は，今あなたが抱えている問題を一度できるだけ客観的に見てみることです。今起きていることが何なのか，起きてもいないのに不安と恐れによってさも起きていることのように感じていることがありはしないか，相手が何をどう考えてその行動を続けているのか等について，全体像をつかむことが目的です。

　問題はもう充分わかっているから，こんなことはやらなくてもいいと思う方もいるかもしれませんが，少しその考えを横に置いて，この章をやってみて下さい。きっと新しい発見があるはずです。

 ## 薬物使用・飲酒による問題行動

　薬物・アルコールによって引き起こされる問題行動には以下のようなものがあります。

①薬物・アルコール使用に関すること
- 使いだしたら止まらない。
- 話がくどくなる。
- 使用時や酔った時の記憶がない。
- 物を壊す。
- 攻撃的行動。
- 失禁　など。

②アルコールによる健康問題
　アルコールが作る病気は次頁の図におおまかにまとめました。アルコールは水にも脂肪にも容易に溶ける物質のため、身体の隅々まで浸透し害を与えます。障害を受けない臓器はありません。身体疾患の三大合併症が肝障害、高血圧、糖尿病です。あまり知られていないようですが、不整脈を起こしたり、心筋肥大という深刻なものまで引き起こすことがあります。末梢神経障害を引き起こし、足先からしびれてくることもあります。がんの発生率も飲酒によってかなり上昇します。場所によって差はありますが、特に口腔〜食道〜胃〜大腸のがんがかなり増えます。女性のビールは乳がんのリスクも高めます。100を越える身体病を作るのがアルコールです。精神的には不眠症やうつ病を誘発します。

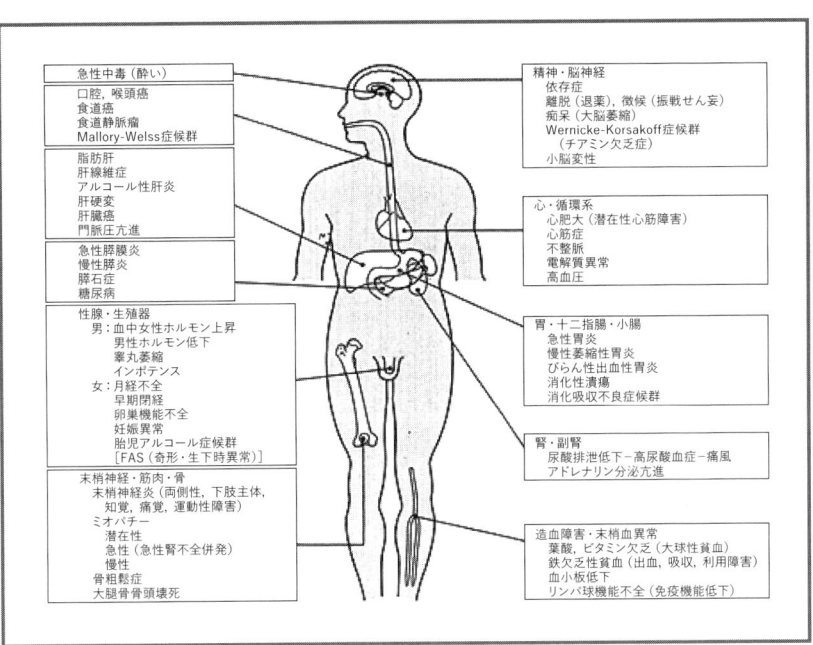

出典：松崎松平：アルコールの医学的知識。日本医師会雑誌 99：1129-1132, 1988

③事故

　薬物やアルコール使用下での飲酒運転による事故，転倒してのけがなど。

④家族問題

　暴力，子どもへの虐待，別居など。

⑤職業問題

　欠勤，解雇など。

⑥人間関係

　友人とケンカなど。

 薬物使用・飲酒行動の分析

　まず，薬物・アルコール問題を客観的に分析することから始めましょう。これは今後非常に大事になる課題です。

1. 薬物使用・飲酒の引き金

　薬物・アルコール使用の「引き金」とは本人が薬物使用や飲酒してしまうきっかけに"しばしば"なる出来事，本人の機嫌，人，時間，日にち，考え，場所などを言います。以下に引き金になりそうなことを一覧にまとめました。これを見て本人の薬物・アルコール使用の引き金に当てはまるものに○を付けてみてください。これ以外にも引き金が見つかったらそれも書き出してください。

	本人にとって薬物・アルコール使用の引き金になりやすいものは何でしょうか？
	退屈なとき
	職場で嫌なことがあったとき／よいことがあったとき
	イライラ，むしゃくしゃした気分
	盆，正月，飲み会
	緊張感
	憂うつな気分
	友人との集まり
	子どもがうるさかったり邪魔をしたりすること
	あなたとのけんか
	気分がよくてお祝いしたいとき
	月経前症候群（生理前のイライラした時）（女性の場合）
	多忙なスケジュール
	休みの前日
	一人でさびしいとき
	仕事上の不満
	人付き合いのストレス
	家の居心地の悪さ
	人生に希望がもてないとき
	他には？

2. 薬物使用・飲酒のサイン

　本人が薬物を使っていたり酔っていることをあなたが発見する時のサインをはっきりさせましょう。見ればすぐにわかる，とどなたもおっしゃいますが，それを具体的に明らかにしていきましょう。これが大事な理由は，薬物を使っているときや酔っているときに話をすると，本人は嫌がるばかりか暴力を振るう危険性すらあるからです。暴力から身を守るためにも，これ以上使用する口実を与えないためにも，こうしたサインを知っておくことはとても大事です。

　次のページに，薬物使用・飲酒のサインの例を一覧にまとめました。これを見て本人の飲酒のサインに当てはまるものに○を付けてみてください。これ以外にも飲酒のサインが見つかったらそれも書き出してください。

薬物使用・酔っているサイン
酒を持って帰ってくる
とろんとした目になる
眠そうな顔つき
しゃべり声が大きくなる／小さくなる
職場の文句を言いだす
不機嫌になる
ろれつがまわっていない
怒りっぽくなる
落ち着かない
食事をあまりとらない
一人になりたがる
過去の恨みを言いだす
無口になる
瞳孔が開いている
目がひどく充血している
目をあわせない
泣いたり笑ったり，気分が変わりやすい
家族とは別々に過ごそうとする
激しい気分の変化が見られる
他には？

3. 本人の薬物・アルコール使用を推定する

　本人の使用量がどれくらいかも大事な情報です。

　飲酒量を推定する際には，下の表を参考にしてください。

　医学的に大量飲酒とは一日に3合以上の飲酒をさします。

　一日の飲酒量がはっきりしない場合は，どのアルコールのどんなサイズのものが何日でなくなるかで計算してみましょう。

　薬物については，わかりにくいかもしれませんが，わかっていることを整理してみて下さい。

	ビール 500ml	清酒 1合 180ml	ウイスキー 60ml	焼酎35度 1合 80ml	ワイン 2グラス 240ml
アルコール度数	5%	15%	43%	35%	12%
純アルコールg	20g	20g	20g	22g	24g

アルコール20g＝1単位

注——厚生労働省が発表した健康日本21では，「節度ある適度な飲酒」として通常のアルコール代謝能をもつ日本人では，1日平均純アルコールで約20g（日本酒約1合）だとしています。さらに次の点にも留意が必要です。

- 女性は男性よりも少ない量が適当
- 小量の飲酒で顔が赤くなるアルコール代謝能の低い人はより少ない量が適当
- 65才以上の高齢者も同様

適度かどうかの判断の目安にして下さい。

これらのことを参考に，以下の問いについて，アルコールの場合は純アルコールのグラム数を記入してください。

1) 平日の使用・飲酒量はどれくらいですか？　（　　　）

2) 金曜日の使用・飲酒量はどれくらいですか？（　　　）

3) 土曜日の使用・飲酒量はどれくらいですか？（　　　）

4) 日曜日の使用・飲酒量はどれくらいですか？（　　　）

5) 使わない・飲まない日はありますか？　　　（　　　）

6) 使う・飲む時間帯はいつですか？　　　　　（　　　）

4. 薬物・アルコール使用による影響

本人の薬物・アルコール使用の結末はどのようなものですか？　考えるのは気の滅入るようなことかもしれませんが，問題の分析を完成させるためにはどうしても必要な情報です。直接的な出来事だけでなく，長期的なマイナスの影響も考えてみてください。同時に本人のとって何かしら良い影響がありそうなら，それも考えてみましょう。

まず本人への影響です。

	体調が悪くなる
	二日酔いになる
	罪悪感や恥ずかしさを感じている
	仕事を休んでしまう
	思っていることを口にしやすくなる
	仕事をくびになった
	夫婦の会話が減る〜なくなる／家族関係がギクシャクする
	育児が困難になる
	自動車事故を起こした
	飲酒運転で捕まった
	給料が減る
	健康に問題が生じた
	暴力を振るう
	酔ってケンカした
	酔って物を壊した
	飲酒運転した
	友人を失った
	外見の変化（体重，肌つや，服装，清潔……）
	近所や職場での評判が悪い
	肥満
	性生活の問題が生じた
	他の問題から目をそらす
	薬物使用時・飲酒時の行動で恥をかいた
	パートナーへのしがみつき
	その他には？

次にあなたへの影響です。

	体調が悪くなる
	恥ずかしい気持ちになる
	仕事を休んでしまう
	家庭内暴力を受ける，もしくはその恐れがある
	仕事をくびになる
	夫婦の会話が減った〜なくなる
	育児が困難になる
	自動車事故を起こした
	体調が悪い
	経済的に厳しくなる
	眠れない
	家の物を壊された
	性生活の問題が生じた
	リラックスできない
	近所での評判が悪い
	友人を失った
	外見の変化（体重，肌つや，服装，清潔……）
	本人がわたしを必要としているので離れられない
	本人の飲酒問題にかかりっきりで，他の問題への対応ができない
	つねに薬物・アルコール問題にかかりっきりのため他の問題への対応をしていない
	その他には？

本人の薬物・アルコール使用状況の分析を表にまとめてみましょう。

　薬物・アルコール使用の引き金には気持ちや感情といった「内的引き金」と，週末や友だち，飲み会パーティなどの「外的引き金」があります。引き金を考えて書き出してみて下さい。

　薬物・アルコール使用の結果には，直後に訪れる短期的な結果とその後に現れる長期的な結果とがあります。本人の場合どんな結果があるでしょうか。ここで気を付けてほしいのが，薬物・アルコール使用によって起きる結果は，悪い結果だけではないということです。本人にとって好ましい，望んだ結果がもたらされるために薬物・アルコール使用を続けている場合もあるのです。その部分を良く考えて記入してみてください。

内的な引き金	例 退屈，怒り，イライラ，疲れ
外的な引き金	例 夕方，休日の前の日，飲み友だち
短期的なプラスの効果	例 楽しい，嫌なことが忘れられる
長期的なマイナスの結果	例 二日酔い，友人とのケンカ，失職，内臓を壊す，怒りっぽくなる

5. 収支決算表の作成

　最後に，薬物・アルコール使用の収支決算表を作成しましょう。これを作ることでなぜマイナスの結果がたくさんあるのに本人が使用を止めようとしないのかが，明らかになります。このことを理解することによって初めてあなたは本人の行動に影響を与えることができるようになるのです。

　まず，飲酒についての例をお見せしますので，その次のページの表に書き込んで収支決算表を完成させてください。表の中はすべて「本人にとって」のメリット（いい点）とデメリット（良くない点）です。薬物使用や飲酒が本人にとってどのようなものになっているのかがこの表によって明らかにされます。

表　飲酒の収支決算表（例）

飲酒のメリット	飲酒のデメリット
・万能感がわく ・酩酊すると気分がよい ・人とのコミュニケーションが楽になる ・痛み，苦しみから一時的に逃れられる	・不道徳になる ・子どもの発育に害を与える ・暴力的な言動をする ・犯罪を犯すリスクが生じる ・けがや転落をし，生命の危険が生じる ・大量飲酒の翌日はうつ状態になる ・肝臓を壊した ・気分はいつも退廃的な状態
断酒のメリット	断酒のデメリット
・家族や周囲の人を思いやれる ・体調が良くなる ・気分が安定し，落ち着いた行動がとれるようになる	・周囲に理由もなく遠慮しがちになる ・気弱になる ・眠れるのか毎晩気になる ・よく疲れる ・過剰に心配性になる ・節酒でコントロールできる気がする ・なんとか合理的な理由を見つけて，飲酒できないか機会をうかがっている ・大量に飲める友人と一緒に飲めないことが寂しい

薬物使用・飲酒のデメリットと断薬・断酒のメリットはおそらく誰が考えてもわかる部分でしょう。本人もこれまで自分でも考えたりしてきたでしょうし，周囲の人からも再三言われてきているでしょう。

薬物使用・飲酒のメリットを考えることで，本人にとって薬物・アルコールがどんな存在になっているのかを想像することができます。いかに本人にとって薬物・アルコールが重要なものになっているかを家族が理解することが大事です。

同時に断薬・断酒のデメリット，断薬・断酒することで起きてくる困ったことを考えておくことで，断薬・断酒ということがなかなか簡単にいかない理由も見えてきます。

こんなふうに自分に質問して考えてみて下さい。

Q　本人は薬物使用・飲酒する前にどんなことを考えていると思いますか？

Q　本人は薬物使用・飲酒する前にどんな気持ちになっていると思いますか？

Q　本人はなぜ薬物使用・飲酒が好きだと思いますか？

Q　本人が薬物使用・飲酒している時，どんな気分になっていると思いますか？

Q　本人が薬物使用・飲酒している時，どんな考えがうかんでいると思いますか？

薬物使用・飲酒のメリット	薬物使用・飲酒のデメリット
断薬・断酒のメリット	断薬・断酒のデメリット

④ おわりに

　収支決算表を作ることで薬物・アルコール使用が本人にとってどういう意味を持っているのか，どうして簡単に手放せないでいるのかがわかり始めたのではないでしょうか。どうでもよい行動なら簡単に手放せます。しかし，その行動がその人にとってかけがえのない，無くなっては困るものになればなるほど，簡単には諦められません。しかし，薬物・アルコール使用によって引き起こされる問題は深刻で，その行動を止めなければ健康も生活も人間関係もすべて失ってしまいかねないというのがこの問題の本質です。そういう大きな影響力を持った薬物・アルコール使用を本人にやめてもらうことに，今からあなたは取りかかるのだということをしっかり心に焼き付けておきましょう。

第3章

家庭内暴力の予防

① はじめに

1．なぜ暴力のことを取り上げるのでしょうか？

　クラフト・プログラムは，家族がコミュニケーションの仕方などを練習し，薬物・アルコール問題を抱える本人との関わり方を変えていくことを主眼にしています。家族がこれまでの対応を変えたときに，どんな変化が起こるのかをあらかじめ考えておく必要があります。その変化としては，望ましい変化だけではなく，一時的に望ましくない反応が起こることも予想されます。

　このことを考える際に，特に，本人の暴力的な反応が，現時点で，どの程度あるのかを考えておくことは，今後起こりうる暴力を防ぐうえでも欠かせないことです。

　すでにこれまで暴力を受けたことがある家族の場合，それがどのような暴力であったかをしっかり認識しておくことが必要です。深刻な暴力がある場合は，このプログラムではなく暴力から避難することを優先しなければなりません。身体的な暴力や子どもへの虐待がある場合は，まず暴力への対策を優先してください。

2．安全第一

　薬物・アルコールと暴力とは密接な関係があります。普段は穏やかな気性の人でも，薬物やアルコールのせいで暴言を浴びせかけたり暴力を振るったりすることがあります。**何よりももっとも大切なのは，あなたやその他の家族の安全を確保する**ということです。この点をまずは最優先に考えてください。

たとえ本人が，これまで一度も暴力を振るったことがなかったとしても，油断は禁物です。最悪の事態に備えておくのです。最悪の場合の計画を用意しておいたけれど使う必要はなかった，となればいいのです。準備さえしておけば，万一，暴力に直面したとしても，自分自身や周囲の人たちを守る方法がわかります。また，暴力の危険信号に気づけるようになることは，他の場面でも役に立つことが多いでしょう。これ以上相手に関わると危険だという感覚が備わることで未然に危険から離れることも可能になります。自分を守るためには大切な感覚です。また，危険信号に気を付けようとすると物事を少し客観的に見るようになり，感情的な反応をしにくくなるということにもなります。

　ここでは，どんなことを暴力というのか，暴力行動の危険信号の見分け方や対応方法，万一暴力が起きた際の対策の立て方や避難計画の立て方について説明していきます。

　過去に家庭内暴力を経験したことがあり，いまでもその恐怖を感じているのであれば，ぜひ用心深く行動してください。今後，薬物・アルコール問題のある本人を治療につなげていくために，あなたの行動や対応を見直していきます。これまでとは違った対応が相手の暴力を誘発する可能性がないかどうか，注意深く検討しましょう。**暴力を回避しながら，相手を治療につなげていくということがこのプログラムの目的**です。これまでに深刻な暴力があった場合はクラフトの支援者かあるいは暴力について専門的に対応している機関や専門家に相談してください。警察に相談することもとるべき行動の一つに必ず入れておきましょう。

② 暴力とは

1. 質問

　以下に示した状況は暴力だと思いますか，あるいは，暴力ではないと思いますか？

- 親戚の集まりで夫が泥酔して失礼なことを同席者に言い，座を白けさせてしまった。帰宅後にそのことについて妻が問い詰めようとしたところ夫は妻をにらみ，持っていた物を壁に投げつけて寝室に行ってしまった。
- 休日に朝から飲酒している夫に妻が「朝から飲むなんて，飲み過ぎよ。もう止めたら」と言うと，夫は「お前はいつもうるさいんだよ。俺に二度と指図できないようにしてやろうか？」と怒鳴った。
- 夫婦で口論している時に小学生の娘が泣きながら「ケンカは止めて」と近づいてきた。夫は娘に「今は大人が話し合っているんだ。大人の話に子どもが口を出すなといつも言っているだろう」と怒鳴り，娘の尻を叩いた。
- 家計簿をつけながら妻が夫に「今月もあなたの酒代が多いわ。子どもの修学旅行の積立も出せなくなったら困るわ」と言うと，夫は「誰の稼ぎで生活できていると思ってるんだ。つべこべ言うならもう家に俺の給料を入れないぞ。それでもいいんだな」とすごんだ。

　もしもあなたが上の4つの例のうちひとつでも「これは暴力にはあたらない」と思ったとしたら，暴力とはどういうことを指すのかについてもう一度考え直してください。殴ったり叩い

たり蹴ったりする身体的な暴力だけが暴力なのではありません。暴力的な言葉で脅したり、人格を否定することを言ったり、物を破壊したり、怒りを激しくぶつけることもすべて暴力です。

つまり、ここで挙げた例は、すべて暴力にあたります。

2. 暴力とは

暴力とは、単に殴ったり蹴ったりすることだけではありません。あなたを怒鳴り罵ることも暴力です。物を投げたり、「永遠に黙らせてやる」といった脅しも暴力です。

テレビや映画では家庭に暴力はつきものであるかのように描かれていますが、「しつけ」だと称して子どもを殴ることは親の「権利」でもなんでもありません。家族だから何をしてもいいということはないのです。愛しているからといって殴ったり（そもそもそれは愛と呼べるものではありません）、殴るぞと脅したり、暴言を吐いたりといったことが許されるものではないということをはっきりさせておきましょう。あなたにはそういった暴力を受けるいわれなどまったくないのです。

暴力とは次のような条件を満たす行動です。

- 暴力とは、相手を自分の思い通りさせようとして相手を力ずくで支配したり・コントロールする行為です。
- その人には、苛立ちや怒りがあり、そういった自分の感情をコントロールできない状態になっています。
- その人は、暴力を振う時、自分のことしか考えていません。

3. 誰の責任か？

　薬物・アルコール問題を抱えた人の暴力にさらされてきた多くの家族が，「怒らせたおまえが悪い」と本人に言われ続けてきました。暴力を正当化し，責任を相手に押し付けるための屁理屈でしかありませんが，そう言われ続けると「殴られたのは，自分にも非があったのではないか」と暴力を受けた家族が自分を疑うようになってしまいます。家族が本人との関係を悪くさせた原因にはなったかもしれませんが，暴力を引き起こしたのではないということとは明確に区別して考えてください。「あなたがとった行動が暴力の引き金になったのだ，だから暴力を振るったのだ」と暴力を正当化することは間違っています。たとえあなたが相手を傷つけるような発言をしたのだとしても，「自分が傷ついたことをわからせるために暴力を用いてもよいのだ」という考えは完全に間違いです。暴力を受け入れる必要はありません。

　繰り返します。暴力はその行為を行っている本人だけの問題です。その人が苛立ちと怒りで自分の感情や行動をコントロールできなくなっており，自分のことしか考えていない，ということです。その人にとってのあなたは，単なる標的にすぎません。確かに，その暴力の引き金となった場面にあなたがいたかもしれませんが，だからといって，あなたが暴力の原因なのではありません。暴力の被害を受けたくないからといって，あなたがよい配偶者，よいパートナー，よい子ども，よい親へと変わろうとする必要などありません。

　暴力はその行為をする本人の問題です。振われた側に責任はありません。このことはくりかえし，強調しておきます。

　薬物・アルコール問題を抱えた人は，自分の行動を続けるために，周囲の人を支配・コントロールしようとします。そのもっとも効果的な手段の一つが「暴力」です。暴力を受けると

いうことは相手に支配・コントロールされることにつながり，その支配・被支配関係は，意図的に変化を起こさない限り永遠に続きます。家族が「暴力を受けない」ための行動を学ぶことは可能ですし，このことは極めて重要です。薬物・アルコールは人を攻撃的，衝動的にさせ，暴力を行いやすくさせる物質であることも頭に入れておきましょう。

③ 暴力の分析

1. どんな暴力があったかを調べてみる

　これまで暴力のあった場面を書き出してみてください。怒鳴る，押す，言葉で脅す，身体的に脅す，殴る，蹴る，つかむ，物で叩く，物を壊す，武器の使用をほのめかして脅す，性的虐待につながる行為といったものが含まれます。思い出すだけで恐怖がよみがえり，身体が硬直するなど，ひどい反応が起きそうなときは無理をせず中断してください。そういう場合は誰か信頼できる人にそばにいてもらって，この作業をやるようにしてください。ひょとしたら深刻なトラウマを抱えていることも考えられますので，クラフトの支援者を通して精神科医かカウンセラーを紹介してもらうことをお勧めします。

暴力的な出来事	いつあったか

2. 危険信号について調べてみる

　最近起こった暴力もしくは暴力に近い状況を思い出してください。できるだけ詳細に書き出しましょう。あなたがやっていたこと，いた場所，感じていたこと，考えていたことなどです。そして，何が問題につながったのかを思い起こしてみましょう。あるいは，どのように相手がエスカレートしていったのかを記録してみて下さい。誰が何を言い，何をしたのか，といったものすべてを書き出してみるのです。また，そのやりとりのあいだ，お互いの感情状態がどのようであったのかも思い出してみましょう。まず次の例を見てください。

　　例 花子の夫，太郎が酔って深夜に帰宅する。
　太郎　「今，帰った」
　妻　　「ずいぶん遅かったのね。遅いって電話一本できなかったの？」
　夫　　「仕事でいろいろ大変だったんだ。それに同僚も一緒だったんだぞ。そんな時に遅くなるなんて電話ができるか！」
　妻　　「今日は早く帰るって言ってたでしょ！　食事だって用意していたのに。同僚がいたって電話くらいできるでしょう」
　夫　　「職場でも嫌な思いして，家に帰ったら今度はお前か。いい加減にしろ！」
　妻　　「何の連絡もなく帰りが遅くなると何かあったんじゃないかって心配するのが普通でしょ。あなたはわたしのことなんか何も考えてくれないんだから！」
　夫　　「うるさいな！」
　妻　　「だって心配なのよ。飲酒運転しやしないかとか，酔って誰かとケンカしてないかとか，あなた，先

月ケンカして警察に連れて行かれたのもう忘れたの？」
夫　「うるさいと言ってるだろう！　殴られたいのか」

どうでしょうか。

「いい加減にしろ！」
「うるさいな！」

これが危険信号です。
花子はその危険信号に気づかずに話を進めてしまったのです。
花子の例で書き出してみましょう。

誰	言ったこと	やったこと	感情
花子	電話一本できなかったの？		怒り，不満
太郎	仕事で大変だったんだ！	怒鳴る	苛立ち
花子	電話くらいできるでしょう		怒り，不満
太郎	いい加減にしろ！	落ち着かなく動き回る	苛立ち
花子	わたしのことなんか……		悲しみ，不満
太郎	うるさいな！	怒鳴る	怒り
花子	だって……		不安心配
太郎	うるさい，殴られたいのか	にらむ	怒り

こうしたシーンに心当たりがある人は，どんな順序で何が起きたか，花子のように書き出してみましょう。その中から，危険信号を見つけることが大切です。

❖ **今度は実際にあなたにあったことを書き出してみましょう。**

誰	言ったこと	やったこと	感情
わたし			
本人			
わたし			
本人			
わたし			
本人			

　書き出した中で，危険信号だと思うものを○で囲んでください。
　危険信号が特定できたら，今度は，自分の身を守るためにそれをどうやって利用するのかを考えなくてはなりません。次にその方法を説明します。

3. 危険信号への対応を考える

　先の例で，高まる危険をかわし暴力を避けるためには，どのようにすればよかったのかを考えてみましょう。それぞれの危険信号の隣に，爆発を避けるために言うべきだった言葉や，とるべきだった行動を書き出してみましょう。これは，危険信号に対して安全に対応するために，あらかじめ計画を立てることになります。

例

危険信号	安全な対応
「いい加減にしろ！」	「遅くなるときは今度は電話してくれると助かるわ」と言う
「うるさいな！」	「この話を聞きたくないのね。わかったわ。もう行くわね」と言い，その場を去る

　花子の例を参考にして，あなたの場合の危険信号と安全な対応を書いてみましょう。

危険信号	安全な対応

● 考え方のポイント

　あなたの目的はいかに相手を受診につなげるかであることを再確認しましょう。そのための戦術です。効果のないことを止め，効果のあることだけを行うように考えてみましょう。

❖ 正しいことを押し通そうとする危険性

　ここでもう一度強調しておきますが，暴力の責任は100パーセント，暴力を振るった側にあります。

　けれども，実際に暴力の危険が目の前にあるとき大切なのは，どちらが正しいのかにこだわることでも，物事の筋を通すことでもなく，暴力を受けないことです。暴力の危険な兆候に気づき，そこから撤退することです。これは自分を守るための行動で，とても大事な事です。

　次のことを覚えておきましょう。

- 薬物を使用している・酔っているということは，もう理性的な判断ができなくなった状態だと考えましょう。議論も冷静な話し合いもできない状態とみなしましょう。
- 暴力へつながるサインに気づいたら，静かに立ち去るか話題を打ちきりましょう。
- 万が一，暴力が出現したら，すぐにその場から逃げましょう。知人友人や警察の助けを借りることに躊躇してはいけません。

❖「間違いを正したい」という衝動や欲求には注意が必要です

　薬物・アルコール問題のある人は数々の間違いを犯すだけでなく，その問題を自覚していなかったり，過小評価していたりします。その間違いを正すことによって，本人が間違いに気づき，認識を改めてくれるだろうと単純に考えると手痛い反撃を受けることになります。

　人は正しいことを言われれば行動を修正し，正しい行動ができるわけではありません。むしろ，正しいことを言われた場合，その人がとりがちな行動は，素直に相手の言うことを認めるのではなく，反発したくなるものです。

　しかも，薬物を使用したり飲酒している人は物事を客観的にではなく，自己本位にみてしまいます。感情的にも衝動的にも

なりやすいですし、物事を多面的にとらえられなくなった状態ですので、こういった反応がさらに強く出ることになります。
　ではどうすればいいのでしょうか？　それをこのワークブックで学んでいきましょう。まずは「間違いを正したくなった時は要注意！」ということを覚えておきましょう。

④ 安全な対応を練習しましょう

　危険信号は相手の暴力の危険を知らせるだけではありません。相手の感情に反応して家族自身も冷静さを失いかけているかもしれないことを教えてくれます。薬物・アルコール問題を持つ本人が怒り，好戦的になれば，あなたの怒りも高まるかもしれません。相手の暴力の危険信号は，自分の感情の荒れ具合を知り，安全に対応するために自分の感情をコントロールすべき時かもしれないと気が付くサインにもなるのです。

　本人とのやりとりの中で生まれた苛立ち・不満・不安・怒り・悲しみなどの気持ちは，暴力の危険のない場で，安全な方法で解消できるように努めましょう。家族教室や自助グループで話す，信頼できる仲間や治療者に話すなどの方法があります。

　なんにしても，事前に備えておくことが大事です。あなたは実践課題をここまでやってきましたので，準備はずいぶんできています。次にあなたがすべきことは，危険信号が現れたときに，「口論よりも，自分の身の安全と二人の関係を改善するという長期的な目標の方がはるかに大事である」ことを思い出してください。そのために，しばらくその場を離れて冷静になるような行動がとれるようになればいいですね。

　では危険信号が見られたとき，自分がどのように行動すればよいかを考えてみましょう。危険のサインと安全な対応の例を以下にあげました。この例を参考にして，あなたにとっての「危険信号」と「安全な対応」を考えてください。

危険信号（本人の言動）	安全な対応
「うるさい，ほうっておいてくれ」と言う	「わかったわ」と言い，その場所を離れる
にらみつける，無視する	「わかったわ。もう言わないわね」と，その場を離れる
「そんな話は聞きたくない」と言う	話を終える，話題を変える

❖ **黙り続けないといけないわけではありません**

　その場を立ち去ったり，黙っていることを選択すると相手に何も言えなくなってしまうのでは？　と思うかもしれません。暴力の危険のあるところでは相手に働きかけない，そうでない状況で働きかけるということです。相手の顔色を窺って，腫れ物に触るように接するということではなく，自分で状況判断して，言える時と言えない時を見分けるということを自分の判断で行うのです。

　どんなときに，どのように相手に自分の思っていることを伝えるかについては次の章で学んでいきましょう。

❖ **実践課題**

　これまで，暴力の危険信号を見つけだし，安全な対応方法について考えてきました。次はいよいよ練習です。毎日少しずつ練習していきましょう。

　暴力が起きそうだった本人とのやりとりがもしあれば，そのやりとりを書き出してみましょう。それぞれが相手に言ったこと，しぐさや行動に出たこと，その時の自分の感情がどうだったか，相手の感情がどのようだったかを書き出しましょう。次に，これまで練習してきたことを活かして，危険信号に印をつけ，その時どんな行動をとれば，危険を回避できたのか，あるいは危険を回避する行動ができていたかなどを振り返ってみましょう。

実践課題［案］

誰	言ったこと	やったこと	感情
わたし			
本人			
わたし			
本人			
わたし			
本人			

⑤ 暴力が起きた場合

　危険信号への対応がうまくいかずに，突然の暴力を受ける結果になってしまったとしても，あなたにはまだできることがあります。実際に暴力が見られたら，それはいますぐ口論をやめるべきだ，という信号です。更なる暴力を受けないために口論をすぐにやめましょう。
　それでもおさまりそうにない時には，できれば家やアパートを出て，第三者の目がある場所に移動してください。
　最後の手段として警察に電話することを忘れないでください。自分の力ではどうしようもないときにはSOSを出しましょう。世間体など，いろいろと気になることはあるでしょうが，安全が何よりも大事です。
　暴力の危険が去り安全を確保できてから，傷ついた気持ちを回復させることにとりかかりましょう。これは敗北ではありません。まずは危険から逃れることが自分を守るための最大の課題だからです。危険のないところでできることをやり始めましょう。
　あなたの安全が一番です。

第4章

コミュニケーション・スキルの改善

① はじめに

　クラフト・プログラムは家族が本人への対応を修正することによって本人との関係性を変え，家族が本人の行動に影響を与えられるようになることを目的としています。家族が修正するもっとも重要な行動がコミュニケーションです。

　これまで本人との間で行われていたコミュニケーションを振り返って考えてみましょう。薬物・アルコール問題が引き起こす事態の一つに，家庭内での会話がどんどん固い，お決まりのものになっていくことがあります。家族の話は小言，説教，懇願，指示，命令，嘆きなどに偏っていきます。本人はそういう話を聞きたくないので，耳をふさいでしまうか，逆に怒り出すかになっていきます。こうなると，家族の思っていることや願っていることがますます本人に伝わらなくなります。

　クラフト・プログラムの3つの目的を実現するための最大の道具がコミュニケーション・スキルなのです。このスキルを身に付けることでさまざまな効果が得られます。

1. 家族がだまらなくてよい

　コミュニケーション・スキルを身に付ける最大の利点は，家族が黙りこまなくてよくなるということです。薬物・アルコール問題に巻き込まれた家族の多くは，後から振り返ると「言わなくてもよかった」ということを言ってしまいがちです。家族の発言が本人を感情的に刺激したり，薬物使用や飲酒の理由に使われてしまったりもします。そのために，「よけいなことを言わずに黙っていよう」「本人を刺激しないように黙っていよう」「言って本人を怒らせるより黙っている方がまだまし」と

なりがちです。その結果、家族は本人に向けて語る言葉を失っていきます。本当は言いたいことがあるのに、それを「相手に伝わるように伝える」方法を知らないため、うまくいかず、最後には伝えることをあきらめてしまった……そんな家族関係を作ってしまうのが薬物・アルコール問題の大きな有害性の一つです。薬物・アルコール問題によって、本人はもちろんのこと、家族のコミュニケーションも極度に偏ったものになりがちです。そのため、お互いの間で気持ちを伝えることは非常に難しくなってしまいます。そのことがさらに問題解決を困難にしてしまいます。

　本人に言いたいことや伝えたいこと、わかってほしいことは山ほどあるのに、心の中にしまいこんで我慢することしか家族はできないのでしょうか？

　そんなことはありません。

　コミュニケーション・スキルは、家族が本人に伝えたいことを言葉できちんと伝えるための、大事な道具なのです。このコミュニケーション・スキルを身に付けることは、単に言い方を変えるにとどまらず、人間関係の持ち方や、その人の考え方や生き方の転換にも繋がっていきます。

2．相手に伝わるように話すことの重要性

　本人を治療につなげるという大きな目的を達成するためには、伝え方の練習が不可欠です。自分では言ったつもりでも相手には伝わっていなかったり、言いたいことをほとんど言えなかったりでは、事態は動きません。自分が伝えたいことを相手に伝わるように話すことが不可欠です。

　相手にこうしてほしいという気持ちが強すぎると、どうしても相手に要求したり、責めたりという言葉になりがちです。相手も意志を持った一人の人間であり、その意志まで変えることは誰にもできません。できることは相手の意志に働きかけるこ

とだけです。「相手を変えることはできないが，働きかけることはできる。変わるのは本人の意志」というのは動かしがたい人間の本質です。

　相手を責めずに伝えられるようになると，本人の反発が少なくなり，意思疎通がしやすくなります。前向きな言い方が増えると，家庭全体の雰囲気も改善します。コミュニケーションを改善することで，周囲からのサポートも受けやすくなります。

　つまりコミュニケーションを変えることで，生活全般にわたって良い効果が現れるのです。

　一つ例をあげましょう。太郎さんと花子さんのやりとりです。

> 例　夕食の時間をとうに過ぎて，飲酒して夫の太郎さんが帰宅しました。妻の花子さんは無言で台所の片づけをしています。
> 花子　「どうして夕食に間に合わないって電話してくれなかったのよ。食事せずに待ってたのよ。おまけにまたお酒まで飲んできたのね」
> 太郎　「うるさいな！　付き合いってもんがあるんだ」
> 花子　「いつも付き合い付き合いって，だからって何の連絡もせず，こんな遅くなって，しかも酔っぱらって。わたしだって働いているのよ。仕事して家に帰ってきて夕食を作って，たいへんなのはわたしのほうよ！　遅くなるって電話の一本もかけられないわけ？」
> 太郎　「うるさいって言ってるだろう。だから家に帰ってきたくないんだ」

　この後の展開は想像がつきますね。太郎さんは怒って部屋に行って寝てしまうか，または飲みに出て行ってしまうかもしれません。花子さんはやるせない気持ちで台所を片づけ，夜もな

かなか眠れないかもしれません。

　これはコミュニケーションの悪循環をよく表している例です。
　この悪循環を断ち切るのに効力を発揮するのがコミュニケーション・スキルなのです。花子さんの例で，コミュニケーションをどのように改善していけばいいのか，考えてみましょう。

3．新しい展開を生むコミュニケーション

　花子さんの例で考えてみましょう。何の連絡もなく太郎さんが遅くに帰宅しました。そのことで花子さんの気持ちは怒りや悲しさが強いことでしょう。それをそのまま相手にぶつけると上の例のような展開になってしまいます。これを次のような3段階で考えてみましょう。

❖第1段階
　ここは一呼吸置いて，花子さんが何を相手に伝えたいのか，何を望んでいるかをはっきりさせることが大事です。遅くなることをきちんと電話してほしいのか，飲まずに帰宅してほしいのか，一緒に夕食を楽しくしたいのか，何を一番伝えたいのかを自分ではっきりさせましょう。

❖第2段階
　それをどういう言葉で相手に言えば伝わりやすいのかを考えましょう。

❖第3段階
　そして，実際相手に言ってみましょう。

　　たとえば，こんなふうに言ってみたらどうでしょうか？
　　例 夕食の時間をとうに過ぎて，飲酒して夫の太郎さんが帰

宅しました。妻の花子さんは無言で台所の片づけをしています。

花子　「お帰りなさい。遅かったのね」
太郎　「職場の付き合いでね，仕方なかったんだ」
花子　「遅くなるって電話がないとわたしすごく心配になるの。だから今度から食事に間に合わない時は電話してくれるとうれしいわ」
太郎　「そうだったのか。わかった，次からはそうするよ」

あるいはこんな言い方はどうでしょうか？
花子　「遅かったのね。食事はどうする？」
太郎　「うん，食べてきた。録画した映画を一緒に見ないか？」
花子　「ごめんなさいね。わたし，酔ったあなたとは一緒にいたくないの。酔っていないあなたは大好きなのよ。遅いからわたしはもう寝るわね」

　コミュニケーションの仕方を変えることでその後の展開ががらっと変わっています。家族が望む方向に向かうためには，そのための効果的な言い方をする必要があります。今後，本人の薬物・アルコール問題に対応するためには，押したり引いたり，一時撤退したりしながら，自分の言いたいことを相手に伝えるのに適切な時期も探さなければなりません。効果のある言い方を選択し，効果のない言い方をやめるのです。実際に行動できるまでには練習がずいぶん必要です。こういった対応ができるようになると，相手の感情的な反応を引き出さずに，自分の言いたいことを相手に伝えられるようになり，その延長線上に相手に治療を提案するということが見えてきます。

　ここまでの大切なことをまとめます。

- 本人を治療につなげるという大きな目的を達成するためには，自分が相手に伝えたいことを相手に伝わるように伝えることが，どうしても必要になります。こちらが言ったつもりでも相手に伝わっていなかったり，言いたいことが言えなかったりでは事態は変わりません。コミュニケーション・スキルを改善することは相手との関係を改善するために不可欠な要素です。
- その人のコミュニケーションの仕方は長年の習慣になっています。修正するには繰り返しの練習が必要です。何度も転げながら乗れなかった自転車に乗れるようになるのと同じと考えましょう。**諦めずに，繰り返し練習をして身に付けていきましょう。そうすれば，必ずできるようになります。**
- 新しいコミュニケーションはきっと本人以外の人との関係にも良い影響を与えてくれるでしょう。家族が自分の気持ちをきちんと言葉にして伝えられるようになる効果は相当大きいものです。

では次に，効果的なコミュニケーション・スキルを具体的に説明します。

② 新しいコミュニケーション・スキル

　これから皆さんに身に付けていただきたい新しいコミュニケーション・スキルについて8つのポイントを次に示します。コミュニケーションの仕方は練習し、実践しないと身に付きません。いっぺんに全部を身に付けることは無理ですから、今の自分にできそうなものから練習を始めましょう。

新しいコミュニケーション・スキルの8つのポイント

> 1. "わたし"を主語にした言い方をする
> 2. 肯定的な言い方をする
> 3. 簡潔に言う
> 4. 具体的な行動に言及する
> 5. 自分の感情に名前を付ける
> 6. 部分的に責任を受け入れる
> 7. 思いやりのある発言をする
> 8. 支援を申し出る

1．"わたし"を主語にした言い方をする

　日本語は主語をきちんとつけなくとも相手に通じてしまう傾向があるため，普段は主語をつけて話しているかどうかあまり意識しないことが多いものです。しかし，基本的にはどの文章にも主語はあります。「わたし」「あなた」「彼ら」など，どれかが主語になっているはずですが，多くの場合，文脈から判断できるために省略されています。まずはここに意識を向けてください。

❖ケンカ言葉になる言い方と話し合いになる言い方

　「あなた」「おまえ」が主語になっている時の言葉は，相手との対立を生みやすいという傾向を持っています。その代表がいわゆる「ケンカ言葉」です。「あなたが〜だから，〜なってしまったんでしょ！」など，相手を攻撃したり，批判したり非難するときの言い方です。

　逆に「わたし」を主語にすると，自分の意見を相手に伝えやすくなります。この違いが大きいのです。だれでも，自分を責められたり攻撃されたと感じたときには反発する気持ちが出てきやすいものです。「わたし」を主語にした言い方に変えることで，いたずらに相手を刺激して対立的になるのを避けることができます。これが大きい影響を生みます。言い換えれば「あなた」を主語にした言い方は「とげのある言葉」となり，「わたし」を主語にした言い方は「とげのない言葉」になります。

　特に相手の問題行動や自分が感じている感情について飲酒問題のある相手と話をする際には，相手の悪いところを言うのではなく，自分がどう感じ，自分が何を欲しているのかを伝えるようにしましょう。次に例を挙げます。

とげのある言い方	とげのない言い方
電話もせずにこんな遅くに帰ってくるなんて（あなたは）自分勝手な人！	電話もなく帰りが遅いとわたしは心配するのよ。
（あなたは）飲みすぎよ！	あなたが飲みすぎてるんじゃないかとわたしは心配です。
（あなたは）今夜は飲まないでよ！	今夜はあなたが飲まずにいてくれるとわたしはうれしいわ。
（あなたは）また酒でも飲んできたの！	黙って外に出て行ってなかなか帰ってこないと，わたしまたあなたがお酒でも飲んでるんじゃないかと不安になるの。

❖ Q：今まであなたはどちらの言い方が多かったですか？

　今までの「とげのある言い方」を思い出して書き出してみましょう。そして，右に欄にわたしを主語にした「とげのない言い方」を考えて書いてみましょう。

今までのとげのある言い方	「わたし」を主語にした とげのない言い方

2. 肯定的な言い方をする

否定的な言い方ではなく，肯定的な言い方を学びましょう。

否定的な言い方は下の例にあるように，「～しなかったら～なる」という言い方です。この言い方は「今，あなたが～しなかったら，～という困ったことが起きてしまう。だから～するのを止めるべきだ」という罰効果を期待しての言い方だと言えます。内容的に否定的な言葉を使うときも同じ効果を生みます。この言い方には相手を責めたり，非難する要素が強く含まれることになります。

逆に，肯定的な言い方は「～したら～なるよ」という言い方です。「～することでこんな（良い）影響が生まれる」ということが伝わります。この違いも大きな効果をもたらします。下に例を挙げます。

否定的な言い方	肯定的な言い方
飲むのを止めなかったら肝硬変になるわよ。	今飲むのを止めたら，肝臓は回復しますよ。
わたしが話していてもいつも聞いてくれないのね	この話を聞きたくないかもしれないけど，ちょっと聞いてもらえない？
あなたみたいな自分勝手な人には耐えられない。結婚記念日をすっぽかしたのだって，どうせわざとでしょう。	結婚記念日のお祝いをあなたと一緒にしたかったわ。

今までの否定的な言い方	肯定的な言い方

3. 簡潔に言う

薬物使用や飲酒による問題行動が続くのに薬物・アルコールの使用が止まらない，そんな閉塞的な状況が続けばどの家族も気持ちが落ち込み鬱屈した気分になるのも当然です。嫌な感情が溜まっていき，相手に何かを言うときにそれがあふれるように出てくることにもなってしまいます。しかし，ここで考えてみてほしいのです。相手にそういう言い方をすることで，どのような効果や影響を生むでしょうか？　次々と（延々と）言い続けることは，聞き手の気持ちを削いでしまいます。また，話の要点から注意がそれてしまいます。

そうならないために，簡潔に言う練習をしてみましょう。

悪い例	良い例
どうしていつも仕事が終わってすぐに帰って来れないの？　毎日毎日飲みに行って……。こっちは毎日心配してるのよ……。昔はそんなに飲みに行くこともなかったじゃない。それに前は飲みに行っても12時くらいまでには帰ってきてたのに。遅くなるなら遅くなるって電話くらいかければいいのにそれもないし。家のことは頭にないの？	飲みに行くのを少し減らしてもらえない？　そうしてくれたら，心配しなくてすむんだけど。
これまでの言い方	簡潔な言い方

4. 具体的な行動に言及する

　あいまいな頼み方をすると，多くの場合，答えが出ないまま終ってしまいます。答えようのない言い方をしても，望んだ返事は返ってきません。たとえば「少しは大人らしく振る舞ったらどう?!」という言い方がその代表です。「大人らしく」は非常にあいまいな言葉です。さまざまな側面がある言葉です。相手のどの行動が「大人らしくない」と思っているのか，相手の行動のどこをどう改善してほしいと願っているのかをまずはっきりさせて，それを相手に伝えることができれば，相手も何を言われたのか理解しやすいですし，ものごとの改善につながっていきやすいでしょう。そういう意味で，できるだけ具体的にわかりやすく相手に伝えることはとても大切です。この練習してみましょう。

悪い例	良い例
あなたはお酒飲んで寝てるだけ。わたしは食事が終わっても後片づけに時間取られて自分のこと何にもできないのに。	後片づけ，手伝ってくれたら助かるな。洗ったお皿をふくのを手伝ってくれる？
病院に行くって言って，いつまでも行かないじゃない。いつになったらいくつもりなの?!	来週の月曜日に，一度一緒に病院に行ってみない？
もっと我が家の家計のことを考えてくれない！	お金を使ったらレシートを渡してくれると助かるわ。

今までの言い方	具体的な言い方

5．自分の感情に「名前」を付ける

　ここからは少し高度な課題になりますので焦らず，できるところから練習を始めてください。

　自分の感情に名前を付ける，という言い方もあまり聞いたことがないかもしれません。わたしたちは何事につけても感情が沸いてきます。嬉しい，楽しい，気持ちいい，悲しい，腹が立つ，苦しい，寂しいなどなど。単純な感情から，いろいろな感情が入り混じった非常に複雑なものまで幅広い感情をわたしたちは経験しています。特に，薬物・アルコール問題が日常的にある場合，苦しい感情はできるだけ感じないように無視したり麻痺させたりするこころの働きもあり，自分がどんな気持ちになっているのかをきちんと言葉にすることが困難になってしまうこともあるでしょう。そうすると表面に現れる表情や言動は相手には非常に伝わりにくいものになっていきます。

　自分が今どんな気持ちでいるのかを，できる限りつかんで，相手に伝えることが，なぜ大事なのか？　一つは，自分自身のためです。たとえば「漠然とした苦しみ」ではなく，今わたしはこれで苦しんでいるのだと正体がはっきりすればするだけ，対処法を考えやすくなります。もう一つは，相手に伝えやすく

なります。すると相手はあなたがどれだけ悲しんでいるのか，喜んでいるのかを知ることになります。

難しいかもしれませんが，この練習をしてみましょう。

悪い例	良い例
あなたがお酒ばっかり飲むからお金がどんどんなくなってしまって……わたしは必死でやりくりしてるのにあなたは何も考えずに飲んでばっかりで本当に勝手よね。ああ，今月支払いできるかなあ。	お金のことが心配になってしまうのよね。支払いどうやっていけばいいか，一緒に考えてくれない？
昨日どんなに酔っぱらってたか覚えてないの？ 会社の人にもあんなかっこ悪い姿見せて，本当に昨日は最悪だったわよ。	昨日の酔っぱらった姿を見て，なんだかすごく恥ずかしかったし，ショックだった。
また飲み代にそんなにかかったの？ お金がいくらでもあると思ったら大間違いよ！	毎回，そんなにお金がかかってしまうとやっていけなくなりそうで不安なの。

今までの言い方	感情に名前を付けた言い方

6. 部分的に責任を受け入れる

少しでも問題の責任を認めたら，相手はそれをいいことに自分の問題を全部人のせいにしてしまい，今まで以上に自分の問

題行動について考えなくなるのではないかという不安は誰もが感じる事です。相手の行動が問題なのに、なぜわたしが責任を部分的にでも受け入れないといけないの？　という疑問もわくでしょう。そういうときは、なんのためにコミュニケーションを改善しようとしているかの原点に戻ってみましょう。あなたの大切な家族が薬物・アルコール問題に気づき、どうすれば行動を修正するようになるのかが原点であったはずです。問題の大半が相手にあるとしても、少しだけでも責任を分かち合う言葉は「あなたを責めているのではない」「なんとか事態をよくしたい気持ちでいるのだ」というメッセージを伝えるためにはとても有効な言い方です。そうすることで相手が自分の殻に閉じこもることを防ぐことにもなります。

悪い例	良い例
雨が降ってきたら洗濯物を入れておいてって言ったのに、どうしてしてくれなかったの？　今朝あんなに言っておいたじゃない。	洗濯物のこと、忘れてたのね。雨が降った時に電話すればよかったかな。
今日、診察に行かなかったのね。しかも病院にキャンセルの電話もせずに。どうして大事なことをこうやってサボってしまうの？	今日、診察に行かなかったのね。わたしも今朝もう一度あなたに言っておこうと思ってたのに、忘れてしまっていたから……。

今までの言い方	新しい言い方

7. 思いやりのある発言をする

　これも非常に難易度の高い課題です。難しいかもしれませんが，問題を相手の側から考えて言うことで，相手が守りや攻撃的にならずにあなたの話を聞くことができやすくなるでしょう。ここでも原点に戻ってみましょう。あなたの願いは相手の薬物・アルコール問題を改善することです。その願いは，相手を責めたり攻撃したり痛めつけることでは実現できません。人が問題のある考えや行動を本当に修正しようと思う動機は，そこには生まれにくいのです。自分のことを大事に思ってくれていることを感じたときに，その動機が生まれるのです。「北風」ではなく「太陽」こそが旅人の外套を脱がせるのです。

　思いやりのある発言を考える際には，薬物・アルコール使用状況の分析において検討した「内的な引き金」の情報が役に立ちます。「内的な引き金」の情報について言及することで，思いやりのある発言をしやすくなるでしょう（p.41参照）。

　とはいっても，しんどい思いを続けてきた家族が今まで以上に無理や我慢をして思いやりのある発言をするべきだという提案ではありません。今はできないということならそれでいいのです。他にできることを見つけましょう。

悪い例	良い例
ヒマがあったらお酒ばっかり飲んで。何か趣味でも見つければいいじゃない。みんな趣味の一つくらい持ってるのが普通なのに，なんであんたは何もせずにお酒ばっかり飲んでるの？	お酒飲むのが習慣になると，なかなか他に趣味とか見つけるのも難しいらしいって，聞いたわ。
いつまでも家でだらだらされると気分が悪いわ。さっさと仕事見つけて働けばいいのに。もう半年も無職じゃない。プライドはないの？	仕事がないのはつらいでしょうね。わたしに何かできることがある？

今までの言い方	思いやりのある言い方

8. 支援を申し出る

さて，最後に相手に支援を申し出る課題です。具体的には病院に行く，相談に行くなどのことを提案する言い方です。これまでの①〜⑦までの言い方を総動員させることで，提案を受け入れやすい雰囲気を作るようにしましょう。例を挙げます。

悪い例	良い例
黙ってお酒飲んでるだけじゃわからないわよ。何かあったらなら言えばいいじゃない。イライラしてお酒ばっかり飲まれてもこっちも困ってしまうわ。	どうしたの？　何かあったなら話を聞くよ？

今までの言い方	支援を申し出る言い方

　一度に全部やろうとしないでください。今のあなたができることから始めてください。簡単そうに見えてもいざやってみるとうまくいかないことがあるのも当たり前です。大切なのは「少しでもできることをやってみる」ことと「それを続けていく」ことです。

実践練習

コミュニケーションがうまくいかないとき，どのように新しいポジティブなコミュニケーションを用いればいいか，これまでの会話を振り返って，考えてみましょう。

状況	
発言	
どうなったか	

新しいコミュニケーションに変える

練習ノート

今回学んだ新しいコミュニケーションを実際に使ってみましょう。やってみたことを記録していきましょう。

本人の状況	
工夫したところ	
あなたの発言	
どうなったか	

第 5 章

イネーブリングを止め,
望ましい行動を増やす

今回は，相手の行動に大きく影響を与える「望ましくない行動（薬物使用・飲酒）を減らす」ことと「望ましい行動を増やす」のパートです。

① イネーブリングを止める

　望ましくない行動（薬物使用や飲酒）を減らす方法として，「イネーブリングを止めること」と「飲んでいる時の対応の仕方」を学びましょう。薬物・アルコールが引き起こす数々の問題行動を減らす上で重要な考え方と戦術です。

1．イネーブリングとは？

　本人のためを思って，なんとか薬物使用や飲酒を止めさせたり，減らしてもらおうとしているつもりが，結局は本人の行動を支えてしまうことになってしまう家族の行動のことを「イネーブリング」と言います。具体的には，相手にお金を与える，相手の作ったトラブルを始末する，などの行動がこれに当たります。広い意味では，薬物や酒を捨てたり隠す，薬物使用や飲酒しないか相手の行動を監視する，薬物を使用しない，飲まないように説教する，相手を責めるという行為もこれにあたります（理由は後述します）。本人の責任を肩代わりすることで，本人が問題に向き合うことを結局は邪魔していることになってしまいます。イネーブリングを続けていると，本人も家族も問題が見えなくなってしまいます。イネーブリングをしてしまうのは，本人を大事に思っていたり，なんとかしたいという気持ちがあるからで，そういうことをしてきたからといっ

て，自分を責めたり，非難されたりする必要はありません。こういったカラクリを知らなかっただけではないでしょうか。これからは，イネーブリングでは問題は解決しないことを理解し，有効な手だてを打っていけるように，考え方を変えればいいのです。

　今までなんとか薬物・アルコール問題を解決しようと家族がさまざまな行動を繰り返してきても，依然として本人の行動が変わっていないとしたら，その方法は効果がないと言えるのではないでしょうか？　それならば，これまでの方法を見直し，効果のない方法は捨ててしまいましょう。もっと効果的なやり方に置き換えるのです。そのためには，まず「イネーブリング」を理解する必要があります。

2．どんなことがイネーブリングになるのか？

　薬物・アルコール問題をかえって続けさせてしまう結果になる行動とはどんな行動でしょうか？　例をあげます。

- 酒を買ってくる。
- 本人が汚したり壊したものを片づける，掃除する。
- 本人の代わりに言い訳をする（仕事，学校，友人など）。
- 職場の上司に欠勤の理由を電話で本人の代わりに説明する。
- 本人が運転免許を失った時に職場や学校に送迎する。
- 薬物やお酒で歩けなくなった本人をベッドまで運ぶ。
- 酔って寝ている本人の服を脱がせ，パジャマに着替えさせる。
- 酔って汚した服をだまって洗濯する。
- 外で飲まなくてもいいように，酒を買って用意しておく。
- 真夜中に本人がいる場所まで迎えに行く。
- 本人が薬物にお金をつぎこんでいるので，代わりに働いたり借金をしたりして生活をまかなう。

- 本人が捕まらないように，薬物を隠したり嘘をついたりする。
- 薬物や飲み代の支払いを代わりに支払う。
- 親族の集まりでしでかした不始末について，代わりに謝る。
- 本人が酔って約束を守れないことを見越して，家族の計画をたてない。
- 他の家族や子どもに飲酒問題をかくす。
- 目覚ましをセットして，本人が仕事や学校に遅れないように気を配る。
- 二日酔いの時に特別の献立にする。
- 飲酒による問題行動のひどさを控えめに扱う。
- 本人が飲酒などでお金を使ったために，自分の使うお金を節約する。
- 本人よりもたくさん薬物やアルコールを使う人の話をする。
- 本人がなくしたものを見つける手助けをする。
- 留置場から保釈金を払って引き取ってくる。
- 本人が酔っぱらっている／ラリっているときに看護師のようにふるまう。
- 本人にとって不適切な行動をそうひどいものじゃなかったとごまかす。

　他にもまだまだあるでしょう。短期間だけはうまくいったやり方もあるかもしれませんが，長い目で見たときに問題行動は元通りかそれ以上にひどくなってしまっていませんか？　イネーブリングを大きく分類すると「世話焼き」「実行しない脅し」「小言，説教，懇願」になります。
　まずはあなた自身がとってきた方法を一度見直してみましょう。

❖ **イネーブリングだったと思う行動を書き出しましょう**

```
┌─────────────────────────────────────┐
│                                     │
│                                     │
│                                     │
│                                     │
│                                     │
└─────────────────────────────────────┘
```

3．どうしてイネーブリングに効果がないのでしょう？

①本人の現在の行動パターンを続けやすくしてしまう

　イネーブリングの弊害のひとつは，本人に薬物使用や飲酒を止める理由を見えなくさせてしまうということです。あなたが上司や他の家族との折り合いをつけたり，本人が壊したものを代わりに修復し続けたりするなどの「世話焼き」をするかぎり，本人は自分の行動を変える必要性を感じなくていいからです。本人が薬物を使用したりお酒を飲み，物事がうまくいかなくなる度にあなたが事態を収拾したり，とりつくろったりしてあげることで，結果的に使うことを容認することと同じ結果になってしまうのです。言葉では叱りつけ，責め，説教をしても，最終的に尻拭いをすることで，その効果はまったくなくなってしまいます。これではあなたが望んでいることとはまったく逆のことになっていますね。

②あなた自身が消耗してしまう

　上にあげた行動を良かれと思って，あるいは仕方なくすることによって，本来の目的である「本人の薬物使用・飲酒を止めてもらう，減らしてもらう」ことにならないばかりか，本人の手助けをすることになってしまいます。このことにかける家族

の労力はかなりのものです。家族は本人の行動のために起きるかもしれない悪影響をどのように防げるだろうか，本人の尻拭いをどうしようかということばかり考えるようになり，こんな悪循環に陥ってしまった自分に腹を立てるようにもなってしまうでしょう。世話を焼くことで疲れ，将来の不安と恐怖で疲れ，どんなことをしても，なにも良くならない現実を前にして，最後には家族から元気や余裕がなくなっていきます。家族はガソリンが空っぽの状態で走っている車のような状態に陥っていきます。

4. イネーブリングを止める効果

　イネーブリングを止める効果は絶大です。これまでやってきたイネーブリングを止めることで相手との関係が目に見えて変わっていきます。

　まず，イネーブリングを止めることで本人が自分の薬物使用や飲酒行動の結果を身をもって知ることになります。たとえば，朝目覚めたときに泥まみれの服を着て玄関で寝ている自分を発見したらどうでしょう？　どうしてこんなことになったのか考えるでしょう。泥酔したら自分はこんな状態になるのだと，人に言われれば反発しても，自分で自分の姿を見れば言い訳できません。今度はこんなことにならないようにどうしようかと考えるきっかけになるでしょう。これはイジワルでも何でもありません。当然の結果を本人が知る機会を与えているということで，これこそ本当の愛情であり相手への親切だと言えるのではないでしょうか。

> **イネーブリングを止めることで
> 事態はがらっと変わります**

② イネーブリングを止め，それに代わる方法

　これまで習慣となってきた行動を家族が変えるのは簡単な事ではありません。自分にできそうなことからまずは一つ，止めてみましょう。そして，今までとってきた行動を効果的な行動に置き換えることも学びましょう。
　では，具体的にやっていきましょう。

1．小言，説教，懇願を止める

　「そんなに飲んだら体に悪いのがわからないの？」
　「他の人にも迷惑をかけているのがわからないの？」
　「もういいかげんにしてちょうだい！」
　「お願いだから，もうお酒を飲むのを止めてちょうだい」

　家族は本人の薬物使用や飲酒で困ったり，本人を心配してこんなことを言ってしまいます。家族が悩み苦しい気持ちになって，自分の気持ちを相手にぶつけるだけになってしまうことだってあるでしょう。しかしここで考えたいことは，こういう言葉が本人にどう聞こえているかです。ほとんどの場合，自分のことを心配して言ってくれているとは聞こえず，自分に対する不平不満として聞こえているのです。
　何度言っても相手が同じことを繰り返しているとしたら，相手はあなたの言うことなどまったく気にしていないと判断しなくてはなりません。人は無視されることほどさびしいことはありません。イジワルな言い方をすれば，本人は家族がまだ自分のことを相手にしてくれていると思っているかもしれません。怒ってでも相手をしてくれているなら，まだマシだと。尻拭い

とは逆の行動に見えるかもしれませんが，これを続けることによって相手の行動がさらに狡猾になったり否認傾向が強まることにつながります。

前のページに挙げたようなことを言いたくなるのは相手に薬物使用や飲酒を止めてほしいからです。その問題で嫌な思いをこれ以上したくないからです。しかし，これらの言い方では本人が自分の問題を自覚して控えたり止めたりすることにはならなかったのではないでしょうか。むしろ，逆に不機嫌になっただけではないでしょうか。

まずは，効果がなかった今までの言い方を止めることから始めましょう。これだけでもずいぶん事態は変わります。

そして，小言を言いたくなった時の代わりの行動を考えましょう。

❖ 小言を言いたくなったら……

> コミュニケーションのところでやった「わたしは〜思う／感じる」という言い方を活用しましょう。この言い方は小言や説教にならずに相手に自分の気持ちを伝えるための最適の言い方です。
>
> まずは「自分が相手に何を求めているのか」をはっきりさせましょう。自分が傷ついていること，腹が立っていることを知ってほしいだけですか？　それとも本人にこうしてほしいと思っていることを伝えたいですか？
>
> 言いたいことがはっきりしたら，次にどう伝えるか考えましょう。
>
> 例
> ──────
> 「あなたが酔って家に帰ってくるのがわたしはとても嫌で，悲しいの」
> 「あなたがこっそり薬物を使っていると思うと，私はとても悲しい」
> 「夕飯のときにあなたがいないと，わたしも子どももさびしい気持ちなの」
> 「一緒に家族で夕飯を食べたいわ」
> 「あなたが遅くまで帰宅しないとわたしはすごく不安なの。なにかあったのじゃないかとか，悪いことしか考えないの。とても苦しいのよ。でも，これからは切り替えて，時間が来たら先に寝ることにします」

2. 世話焼きを止める

　本人が二日酔いで仕事に行けない時に代わりに上司に電話をして仕事を休む嘘の理由を伝える。酔って帰宅し洗面所の床に吐いてしまったら、その後始末をする。夜中に電話をしてきて「車をどこに停めたかわからないから迎えに来い」と言われたら迎えにいく、などなど。それをやってあげなければどんなことが待ち受けているのかあなたはわかるからやむを得ずそうしてきたのだと思います。

　常識的に考えれば困っている人に手助けすることは美徳です。そして、困っている状態を放置するのは冷たい非人情的なことです。しかし、そうすることが逆に本人のためにならないこともあります。なにもかもやってあげることは親切でも美徳でもありません。薬物やアルコールによって本人は常識や社会通念が通用しない事態に陥っているのだという認識が必要です。

　長期的な影響について考えてみましょう。あなたがそうした状況をとりつくろってあげるたびに、本人は「どんな行動をとっても、誰かがなんとかしてくれる」ということをその度ごとに体験し学んでいくことになっているのです。何事にも人任せで、自分でとった行動の責任をとらなくなってしまうのです。薬物・アルコール問題に常識は通用しません。

　また、お酒を買っておくのは、家で安全に飲ませるためだ、という人は案外多いものです。「あの人が好きなお酒を買っておけば家で飲んでくれるから、事故にあったり、飲酒運転をしたりしなくてすむ」といった理由なのだと思います。苦肉の策なのですが、これを続けていては飲酒問題に本人が気づくことはないということを知っておきましょう。

　まずはこの世話焼きに気づき、止める努力を始めましょう。

　世話焼きの中で、今の自分に止められそうなことから始めましょう。

❖ 世話焼きをしそうになったら……

- 世話焼きしそうな時とは，実はチャンスです。本人が自分の問題に直面するとても大事な機会です。それを無駄にしないという考え方をしてみてください。
- 現実的に考えて中止できる行動かどうかを決めましょう。どうしても諸事情から中止できないこともあるでしょうから，そのときは後で本人に伝えることを考えるか，写真やビデオに撮って残しておいて後々本人に伝える機会を探しましょう。
- これまでしてあげていたことをしなくなるのですから，本人は「なぜだ？」と思います。この時にコミュニケーション・スキルを活用して，相手に伝える練習をしましょう。

例

「ごめんなさいね。もうあなたの代わりに会社に電話するのはあなたのためにかえってよくないないとわかったの。申し訳ないけど，自分で会社に電話してくださいね」

3．実行しない脅しを止める

「今度酔って問題を起こしたら，子どもを連れて実家に帰ります」
「今度飲酒したら一生あなたとは口をききません」
「今度薬物を使ったら家から出て行ってもらいますからね」

　本人の薬物使用や飲酒を止めるために家族がとる行動の一つが脅しです。罰を与えて止めさせようという手段です。ここで一番考えたいのが，その脅しが本当に効果的かということです。実際に脅しを実行すれば本人が考える機会になるかもしれません。逆に，考えることを放棄することになるかもしれませ

ん。もっとも効果がないのは脅しを実行しないことです。やむにやまれぬ気持ちで家族は前のページにあげたようなことを本人に言います。それが実行されない時に本人がどう思うかを考えてみましょう。「どうせ脅しても実行できやしない」「どうせ口だけだ」と家族を甘く見ることになってしまいます。そうなれば，家族が何を言っても本人の心にとどかなくなってしまいます。

❖脅したいという気持ちになったらどうしたらいいか？

> - そういうときは家族が相当気持ちに余裕がない時です。感情に任せて言っても効果がないとまずは自分に言い聞かせましょう。
> - 実際，実行に移せることかどうかを，考えてみましょう。実際，実行に移せる脅しを考えているのか，あるいは単に相手を変えようとして言おうとしているのかを見分けましょう。前者の場合は慎重に。後者の場合は一呼吸置きましょう。
> - 切羽詰まった気持ちのなかに，本当はどんなことを願っているのかを考えてみましょう。
> - そういう気持ちを，コミュニケーション・スキルを使って本人に伝える練習をしましょう。
>
> 例
> 「あなたの飲酒のことでわたしはもう限界なの。あなたの体が壊れないか心配で夜もなかなか眠れていないのよ。一度じっくりあなたと話がしたいのだけれど，どうかしら？」

③ 飲んでいるときにはどうするか？

　相手が薬物やアルコールを使っているときは，どんな働きかけにも効果がないということを，肝に銘じておきましょう。何を言っても本人の行動にいい影響を与えることはできません。これは鉄則です。薬物や飲酒を止めさせようとすれば，かえって相手は態度を硬化させ，暴力的な反応を起こしかねません。できればその場から離れることが一番いい方法でしょう。しかし，ただ黙っていなくなるのも考えものです。なぜそうするのかを相手に伝えるチャンスでもあります。次のようにしてみてはどうでしょうか。

- コミュニケーション・スキルを使って，相手にその場から退出することを言葉で伝える。

例
「わたしは酔っている（クスリを使っている）あなたと一緒にいるのはつらいので，部屋で本を読むことにします」

● 注意点
　その時に予想される相手の暴力的な反応に十分気を付けましょう。
　その場から退出する時に，相手が暴力的な反応を起こすかどうかをここで検証しておきましょう。

練習：薬物やアルコールを使っているときの対応を考える

今までにしてきた対応	どんな行動がとれるか

イネーブリングを止める代わりに，
今度は望ましい行動を増やす方法を学び，
実行してみましょう

④ 望ましい行動に報酬を与える練習をしましょう

　「北風と太陽」という童話にもあるように，誰かに何かをしてほしいなら，無理やりさせようとするよりも，ごほうび（＝報酬）を与え，本人に良い気分になってもらう方がはるかに効果的です。行動に対する報酬が強力なものであればあるほど，報酬がもらえる頻度が多ければ多いほど，その行動を繰り返す確率は高くなります。本人にしてほしいと思っていることを，本人が喜んでするようになってもらうという報酬の原理を，薬物・アルコール問題を抱えた人に適用することができます。

　なにより報酬は本人にとって価値があるものでなければ効果はありませんが，薬物・アルコール問題を抱えた人にとっては，何よりも薬物・アルコールが強力な報酬であるということをまず押さえておきましょう。こうした物質は一時的にではありますが，目の前の問題を忘れさせてくれ，いい気分にもなり，不安や緊張が和らぐという効果を持っています。しかし，現実問題を一時的におおい隠してはくれますが，後々問題をさらに大きく深刻にしていくという性質を持っています。「今すぐ」満足感を得たいという欲求が，長期的な影響を考える冷静さを妨げてしまいます。そのことを理解した上で，本人にとっての報酬を考えてみましょう。

　本人にとって報酬は何であるのかを見つけることがまず大事です。薬物やアルコールのせいで性格が変わってしまっていたり，かつて喜んでいたことに魅力を感じなくなっている場合もあるでしょう。①今本人が喜ぶこと，②すぐに本人に与えることができること，③家族自身が与えることに苦痛を感じないことが効果的な報酬の条件です。

❖ **本人に効果的な報酬は何でしょう？**

```
┌─────────────────────────────────┐
│                                 │
│                                 │
│                                 │
│                                 │
│                                 │
└─────────────────────────────────┘
```

　どうでしょうか？　もし相手が薬物を使用しなかったり飲まないでいたときにあなたはどんな報酬が与えられそうですか？一番の報酬は「相手をほめること」ではないでしょうか。ほめると言っても，なにも特別なことを言う必要はありません。飲んでいないことをしっかり評価して，そのことをうれしく思っている気持ちを伝える，ということです。

1．本人を評価する〜ほめる言い方を練習しましょう

　ここで具体的に望ましい行動が現れたときにあなたはどんな声掛けをしますか？　知恵を絞っていくつか考えてみましょう。
　好ましいことがあった時に黙っていることは，そうして当然だ思っていると相手に思わせてしまうかもしれません。そうするとせっかく好ましいことがあってもそれを強化することにならないばかりか，相手のモチベーションを下げかねません。きちんと評価すべきことに目を光らせておいて，気が付いた時にすかさず評価の言葉を口にするのです。あなた自身もそうされたいと思いませんか？　相手を評価する練習をしましょう。言い方の例をあげておきます。

「今日一日あなたが飲まずにいてくれて(クスリを使わないでいてくれて),わたしはとてもうれしい」
「今日,診察に行ったのね。わたしはうれしいわ」
「今日,断酒会(NA)に参加してきたのね。うれしいわ」
「今夜の食事はとても楽しかったわ」
「今日一日子どもたちと一緒に出掛けられてうれしかった」
「わたしの話を聞いてくれて,ありがとう」
「わたしを家族会に送り出してくれてありがとう」
「病院に相談に行ってくれてありがとう。うれしかった」
「お互い感情的にならずに話ができて,うれしかったわ」
「ホントは飲みたい(クスリをやりたい)って正直に言ってくれてありがとう」

❖ 本人をほめる言い方を考えましょう

---

2. 予想される相手の反応

　本人に影響を与えるような何らかの行動の変化をあなたが計画している場合,起こりうる否定的な反応を予測して,それに備えておきましょう。家族の安全が最重要事項ですので,家族が行動を変える時に相手が暴力的な反応を起こす可能性がどの程度あるのか,まず検討しておきましょう。

3. 実践練習の前に

①家族も本人も比較的落ち着いた気分でいるときが最適です。
②相手に伝わるように前回練習したポジティブなコミュニケーション・スキルを活用しましょう。

実際にやってみたことを記録してみましょう

日時・状況	
あなたの対応	
本人の様子・反応	
感じたこと	

第6章

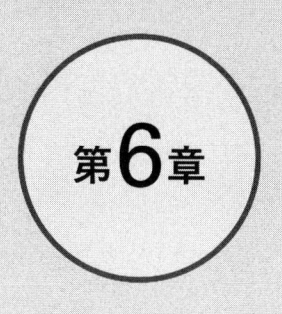

あなた自身の生活を
豊かにする

① はじめに

　今回は，あなた自身の生活を豊かにする方法について学びましょう。薬物・アルコール問題が改善されていないのに，わたしの生活が豊かになるって許されること？　可能なこと？　と思うかもしれません。しかし，問題を改善させるためには，あなた自身が健康で落ち着いた状態でいることが大切です。それに，あなたはこれまでなんとか問題を好転させようとずっと努力してきているはずです。たとえ今は結果が現れていなくとも，これまでのあなたの努力は正当に評価されるべきことです。あなた自身の生活が今より豊かになることは大事なことですし，そうすることになんの負い目を感じる必要もありません。

> **あなた自身の生活が豊かになることで
> 飲酒問題に上手に対応できるようになる**

② 自分をほめる

あなたは「本人の問題が解決しないのに，私が楽になるなんて，あり得ない」と思っているかもしれません。でも，ちょっと考えてみて下さい。今まであなたは，薬物・アルコール問題を自分なりになんとかしようと，がんばってきたことでしょう。本人の健康や家族の生活を守るため，どれだけの時間と労力を使ってきたでしょうか？

あなたの努力は，評価されるべきなのです。評価されていいのです。たとえ本人の問題が解決していなくても，「わたしはこんなにがんばってきた」と自分を認めていいのです。それはまったく正当な評価なのです。

まずは自分を認めて，ほめる言葉を，自分で自分にかける練習をしましょう。

自分をほめる言葉の例

「わたしは今までよくやってきたわ」
「わたしはがんばってきたの」
「間違ったこともしてきたけれど，今までできることを精いっぱいやってきた」
「少なくともわたしは相談に行き，自分を変えようと努力しているわ」
「今までは感情まかせだったけど，少し考えて動けるようになったわ」
「今までのわたしにしたらすごい進歩だわ」
「嫌なことがあっても今度相談に行って聞いてもらおうと思うと気持ちが落ち着いた。これって大きな変化だ！」

「練習した言い方を一つ実行できた。これって一歩前進！」

　自分に合ったものがあったら，実際に声に出してみましょう。他にはどんな言葉があるでしょうか。

自分をほめる言葉

③ 自分への報酬を考えてみましょう

　前回のパートでは，相手の望ましい行動に対して相手に「ごほうびをあげる」練習をしました。
　さて，ではあなた自身は「ごほうび」をもらっていますか？　これだけがんばってきたからには，何らかの報酬を得るべきです。結果はどうであれ（もちろん良い結果が得られればそれにこしたことはありませんが）これまでのあなたの努力に対しては報酬を受けることが必要です。誰から受けるのか？　そうです。自分で自分に対して，報酬を与えるのです。それがあなた自身の生活を豊かにすることになるのです。それが，今後の問題解決の原動力になるのです。
　自分の生活を豊かにするような「ごほうび」は身近なところにあるものです。お金も時間もかからない「自分をほめる」から少しだけお金や時間が必要な報酬もあります。さらに，自分のためにもう少しお金と時間を使うものもあります。自分に与える報酬であなたができそうなものを見つけましょう。
　かつてやっていたヨガや三味線などのお稽古を再開する，水泳やガーデニングを再開する，カラオケの集まりに顔を出す，かつての仲間たちと一泊旅行に出かけるなど，やってみると「思い切って出かけてみてよかった。気分転換になって元気が少し出た」となるのではないでしょうか。
　「今までは，"わたしのせいで息子はこんなになってしまった"と自分を責め，息子の様子にひとつひとつ過敏に反応してしまって落ち着かなかった。いろいろ勉強するようになって，"わたしはわたしで努力した，息子がなんとかなるように種はまいたから，あとは息子次第"と思えるようになった」というふうに考えられるようになるかもしれません。これは正当な評

価です。

　「ごほうびが必要だと頭ではわかったけれど,実際には難しい」という人も,たくさんいます。無理もありません。まずは何か小さなことひとつからでも,始めてみましょう。右のページにたくさんの例をあげました。その中から自分にでもできそうなことを3段階に分けて当てはめていきましょう。

自分へのごほうびA ほぼ無料で	自分へのごほうびB 少しのお金または 手間が必要	自分へのごほうびC お金と時間を 自分のために使おう

例	
自分をほめる	縫い物をする
ゆっくりお風呂につかる	編み物をする
散歩をする	本屋でぶらぶらする
昼寝をする	ウインドショッピングに行く
日光浴をする	映画を観に行く
ジョギングをする	カラオケに行く
スポーツをする	写真の整理をする
音楽を聴く	ランチを食べに行く
笑う	美容院に行く
お笑い番組を観る	エステに行く
友人とおしゃべりする	マッサージに行く
一人になる	温泉に行く
空をながめる	コンサートに行く
なにもしないでいる	新しい服を買う
瞑想をする	化粧品を買う
お祈りをする	子どもと一緒に出かける
雑誌を読む	寺社巡りをする
日記を書く	ジムに通う
旅行の計画を立てる	ヨガを習う
絵を描く	自分のための講座に出る
楽器を弾く	部屋の模様替えをする
花を買って飾る	
家庭菜園を始める	
ガーデニングをする	

④ 協力者〜相談相手〜仲間を探す

　次はもう一歩進んだ課題です。焦らずに，じっくり考えていきましょう。

　薬物・アルコール問題で悩んでいる家族の多くは孤立しがちです。恥ずかしくて，自分の悩みをなかなか打ちあげられなかったり，やっとの思いで同僚や友人に話しても，わかってもらえない。そういうことがあると，もう勇気を出して誰かに相談する気持ちすらなくなってしまいます。しかし，人は困難な問題に立ち向かうときに，誰か一人でも支えてくれる人がいればこれほど心強いことはありません。つらい気持ちを聞いてくれるだけでもどれだけ励まされることでしょうか。そういう人が必要です。

　なんとかしてそういう相手を見つけましょう。

❖ **まずは思いつく人を書きだしてみましょう**

❖その中で一番悩みごとを聞いてくれそうな人を選びましょう

❖その相手にしてほしいことで相手が実際にやってくれそうなことを具体的に考えましょう

たとえば，
- ランチやショッピングの相手
- 悩みを聞いてほしい相手
- 相談に出かけるとき，子どもを預ってもらえる相手
- 暴力の危険がある場合，避難先にしてもらえるか相談する相手

❖相手にしてほしいことを書いてみましょう

相談することに躊躇していませんか？　相手に迷惑をかけてしまうのではないかという気持ちもあって当然ですが，ここは勇気を出して，自分のために声をかけてみましょう。相談しやすいと思っていた人が実は案外そうでなかったり，逆にこの人には相談しづらいと思っていた人が親身になってくれたりすることもあります。まずは相手に「相談したいのだけど，いいでしょうか？」と声をかけることから始めてみましょう。相手の意向を確かめながら進んでいけばいいのです。

❖ 悩みごとを聞いてもらえる相手を見つけるための予行練習をしましょう

どんなふうに相手に伝えるか，言葉にして練習してみましょう。

言い方の例です。

「ちょっとお願いがあるのだけれど。一度話を聞いてもらえないかしら？」

「今度ゆっくり話を聞いてほしいのだけれど，かまわない？」

「あなたも薄々気が付いているかもしれないけど，夫のお酒のことで悩んでいるの。話だけでも聞いてもらえないかしら？」

❖ あなたの言葉で言い方を考えてみましょう

勉強会や家族教室，家族会などに参加することも是非お勧めします。同じ問題に悩み，問題解決に取り組んでいる仲間は必ずいます。そういう場に出ることで孤独感がずいぶん薄れます。

今回，学んだ生活を豊かにする方法を実際にやってみて，どうだったか，記録してみましょう。

日時	やってみたこと	感想

第7章

本人に治療を勧める

① 本人に治療を勧める

　さて，最大の課題である，本人に治療を勧める方法について学びましょう。相手を治療につなげるためには最適なタイミングで勧める必要があります。したがって，最適なタイミングのときに，適切に勧めるための準備をしておくことが大切です。そしてそのタイミングで効果的な勧め方をするというのが最後の練習です。

> **タイミングがもっとも大事**
> **本人が"その気になった"タイミングで**
> **"その気になる"勧め方をする**

1. 本人が受診するために必要なこと

　本人に受診を促すためには，まず次のことが必要です。
　①"受診することで有益な結果を得られるだろう"と本人が期待すること。
　②"受診したら，自分の状態を理解してくれるだろう"と本人が期待すること。
　③相談できる医療機関についての情報を本人が知っていること。

● 「受診する」「診察を受ける」という言葉に抵抗があると予想される場合はこの言葉を使う必要はありません。「相談す

る」という言い方にしてみましょう。

❖ 受診を相手に伝える時の言い方の例
　「一度相談に行ってみない？」
　「一度だけでいいから専門の先生の話を聞きに行ってほしいの」
　「あなたのお酒（薬物の使用）に問題があるかどうかだけでも一度専門の先生に聞いてみない？」

2．絶好のタイミング（状況）

　本人の意欲が高まっているときに伝えるのが鉄則です。
　もっとも本人の意欲が高まっている状況と勧め方の例を示します。

①本人が薬物使用や飲酒で重大な問題を引き起こして後悔しているとき
　例 飲酒運転で逮捕された。
　　 騒ぎを起こして警察に保護された。
　　 二日酔いが続いて（クスリが続いて）仕事に行けない。
　　 大事な約束をすっぽかした。
　　 信頼している人に飲酒（クスリ）のことで注意を受けた，
　　 など。

例
本人　　「昨日は自分で抑えがきかなかったんだ。あんなに悪酔いするとは思っていなかった。反省している」
わたし　「昨日みたいなあなたを見るのはとてもつらいわ。子どもたちもおびえて傷ついていると思うわ。相談に乗ってくれるいい先生がいるの。一度行って相談だけでもしてみない？」

❖ あなたならどのように伝えますか？

②本人が自分の飲酒について予想外のことを言われて動揺しているとき
　例 孫に「じいちゃん酒臭い」と言われた時
　　 姪っ子に「おじさん悪い薬を使うからキライ」と言われた時。
　　 会社の後輩に「先輩と飲むのはどうも……」と嫌がられた時。
　　 会社の同僚に「ちょっと飲み方を考えたほうがいいんじゃないか」と
　　 言われた時など。

例
本人　　「この前，○○ちゃん（孫）に，じいちゃん酒くさいから嫌だと言
　　　　われてしまったよ。オレってそんなに酒くさいのか？」
わたし　「確かにそうね。最近，○○ちゃんがうちに来てもあなたに近づか
　　　　ないわね。ねえ，一度お酒のことで相談に行ってみない？」

❖ あなたならどう伝えますか？

③あなたが相談に行っていることやクラフトについて本人が質問してきたとき

　一体，どんな治療を受けているのか？　どんな話をしているのか？　何か役に立っているのか？　など，クラフト・プログラムについて話題を向けてきた時など。

> 例
>
> 本人　「いったいそのクラフトってのは，何をするんだ？　俺を無理やり入院させる相談でもしてるのか？」
>
> わたし　「あなたにまだきちんと話していなかったわね。ごめんなさいね。わたしが相談に行っているところでは，まったく無理強いはしないのよ。きちんと情報を教えてくれて，どうするかは自分で決めるの。一度，あなたも相談に行ってみない？」

❖ **あなたならどう伝えますか？**

④あなたの行動が変わったことについて聞いてきたとき
　例「最近，おまえ変だぞ，どうして前のように小言を言わないんだ？」
　　「何かたくらんでるのか？」
　　「どうして最近，けんか腰にならないんだ？　なんか変だぞ」

第7章　本人に治療を勧める

> **例**
>
> 本人 「最近なんか変わったな。前は小言ばかり言ってたのに」
> わたし 「そうね，相談に行くようになって，わたし，すごく気持ちが楽になったの。わたしたちの生活を良くしたくて行ってるのよ。わたしが楽になるようにいろいろ方法を教えてもらって試しているのよ。その効果だと思うわ。あなたにも協力してもらえるとうれしいわ」

❖ あなたならどう伝えますか？

❖ 相手の気持ちを考えると……

　薬物・アルコール問題が大きくなるにつれて，本人自身まったく問題がないと思っている人はおそらくいないでしょう。「なんとかしないとダメだな」と思いながら，同時に「入院だけはしたくない」「強制されたくない」「酒（クスリ）を取り上げられたくない」と思うのが人の常かもしれません。そういう気持ちの時に相手にどうアプローチすれば受け入れられやすいのかを見定めれば，突破口が見えてきます。いきなり入院の話をしても，まず相手は受け入れてくれないでしょう。家族に是非知っておいてほしいことは，「入院を考えているのではない。まずは診察・相談に行ってほしい」ということを相手に伝えることです。まずは相談・診察という提案から始めましょう。"大きな目標を達成するためには，実現可能な小さな目標から"です。

② 相談に行ってみるという相手の意欲を高める方法

意欲を高める仕掛け

①カウンセラー〜医師に会う機会を作る。

「わたしの調子のことについて，あなたから先生に一度話を聞いてみてほしい」ということで会う機会を作るのも一つの方法です。

②家族を担当しているカウンセラーとは別の専門医が本人を担当するということを伝える。

別々の担当がいるということで安心して話ができるということもあります。

③相談を"試してみる"という誘い方をする。

強制されると感じさせない言い方をすることが効果的です。

④専門医は，本人の意見を聞きながら目標や計画を決めることを伝える。

自分に選択権と決定権があるということをきちんと伝えることで強制感がなくなります。

⑤相談では，したくないことはしないでよいことを伝える。

④と同じように，このような言い方をすることで強制感がなくなります。

⑥相談ではどんなことでも相談してよいことを伝える。

　一番問題なのは薬物・アルコール問題であるのは明らかですが，眠れないとかイライラしやすいとか不安や緊張が強いということからでも相談が始まれば，最後には肝心の問題にたどり着きます。

⑦相談によって状況が改善し，本人の役に立つことが起きることをわかってもらう。

　一度自分のことを相談することで，気持ちが楽になったり，今までと違う視点に気が付いたりすることを経験すると，それが大きな動機づけになります。

③ ポジティブな コミュニケーション・スキルを使う

　相手に何かを伝える時の基本をおさらいしておきましょう。これまで相手に相談（治療）を勧める時，あなたはどのような話し方をしてきましたか？　大事なことになればなるほど，次の例のように，非難したり，脅したり，説教したりの口調になることが多いです。少し練習してみましょう。次の（1）～（3）の言い方をこれまで練習してきたポジティブなコミュニケーション・スキルを使って変えてみましょう。

(1)「もうダメ！　もう限界！　あなたが治療を受けないならわたしは出ていくわ」

(1) _____

　　_____

(2)「誰のせいでわたしがカウンセリングに行ってると思ってるの！　あなたが相談に行かないと意味ないじゃない！」

(2) _____

　　_____

(3)「あなたのおかげで家族はめちゃくちゃよ。こんなにわたしたち家族が苦しんでいるのに，どうしてあなたは病院に行ってくれないの！」

(3) _____

_____

ポジティブなコミュニケーション・スキル・ガイド

1. "わたし"を主語に
2. 肯定的な言い方で
3. 簡潔に
4. 具体的な行動のに言及する
5. 自分の感情に名前を付ける
6. 部分的に責任を受け入れる
7. 思いやりのある言い方
8. 支援を申し出る

ここまでのおさらい

さて，あなたの場合，どんな時にどのように本人に受診を勧めますか？ 考えてみましょう。

❖相手がどんな状況の時に話をするのがいいでしょうか？

❖どのように相手に言ってみますか？

④ 準備しておくこと

1. 相手が受診してもいいと言ったときの準備

　本人が受診してもいいと言った時は，時間を空けずに，**その日か翌日には受診できるように**あらかじめ病院と打ち合わせをしておきましょう。

　薬物・アルコール問題を抱えている人の気持ちは変わりやすいのが特徴です。その気になった時を逃さないようにしましょう。

2. 相手が勧めを受け入れなかったときの準備

　受診の勧めを拒否することも想定しておきましょう。このプログラムで紹介した方法がすべて相手に対して，必ずしも一度でうまくいくとは限りません。あの手この手が必要だと考えましょう。このときにあなたに覚えておいてほしいことは，次のようなことです。

- あなた自身が不安定にならないようにしましょう。
- 「今回うまくいかなかったら，また相談しよう」と段階を踏みながら少しずつ進めてきましょう。
- 自分で判断できない場合は，迷わずに病院やクリニックに相談しましょう。

3. 早期のドロップアウトに備える

　本人が受診することに同意したり，受診を始めると，家族はほっとして，安心してしまいます。そのため，すぐに本人が相談に行かなくなってしまう場合があることを忘れがちです。治療の初期では，ドロップアウトがよくあることだと知っておきましょう。そのときに，決して慌てないことです。

　もし，本人がドロップアウトしたときには，その理由や原因を検討して，次の計画を練って，諦めずに何度でも挑戦しましょう。

⑤ あなたの満足度

　最初にやっていだいた自己評価を今のあなたでもう一度やってみて下さい。ここまでやってきて，あなた自身の変化に目を向けてみて下さい。

以下の質問は，生活の10の領域で現在のあなた自身の満足感を検討するために作られています。それぞれの領域を評価するとき，自分自身に次のように質問してみて下さい。

**この領域では，
わたしはどのくらい満足だろうか？**

それぞれの領域について，もっとも当てはまる数字を○で囲んでください。

注意──できるだけ，今のあなたの気持ちに集中してお答えください。ほかの領域にできるだけ影響されないようにしてみてください。

	とても満足								とても不満
わたしの飲酒問題	1 2 3 4 5 6 7 8 9 10
仕事／家事	1 2 3 4 5 6 7 8 9 10
家計	1 2 3 4 5 6 7 8 9 10
友人関係	1 2 3 4 5 6 7 8 9 10
趣味	1 2 3 4 5 6 7 8 9 10
家族関係	1 2 3 4 5 6 7 8 9 10
法律問題	1 2 3 4 5 6 7 8 9 10
感情面のサポート	1 2 3 4 5 6 7 8 9 10
コミュニケーション	1 2 3 4 5 6 7 8 9 10
全体的満足感	1 2 3 4 5 6 7 8 9 10

> あきらめずに，気長に
> 一歩一歩やっていきましょう。

おわりに

　CRAFTを初めて知ったのは2005年の日本アルコール関連問題学会で聞いた猪野亜朗先生のポスター発表でした。「治療に抵抗している患者への対応」はアルコール依存症治療に携わっている者なら誰しもが苦労している課題です。その解決法を提示していることが強く心に残りました。その後,『Get your Loved One Sober』が出版されていることを知り,原書を取り寄せ読み始めました。私の非力な英語力では十分には訳せませんでしたが,翻訳家の渋谷繭子さんとの出会いと彼女の労苦をいとわない協力を得て一気に日本語に翻訳することができました(この翻訳が松本俊彦先生の監訳で『CRAFT依存症者家族のための対応ハンドブック』として2013年に出版されました)。この翻訳をもとにこれまでやってきた家族援助を組み立てなおしました。病院でのCRAFTプログラムを2013年2月から開始し,家族に提供できるようになりました。同年8月にはCRAFT創始者であるメイヤーズ先生が来日され,徳島で3日間のCRAFTワークショップを開催しました。メイヤーズ先生から直接話を伺うことが出来た貴重な機会になり,CRAFTの理解が深まりました。

　ある学会でCRAFTとはどんなプログラムなのですか？　その本質を一言で言うと？　と聞かれたとき,口をついてふと出てきた言葉が「CRAFTは愛です」でした。CRAFTプログラムをやってきての素直な実感でした。アルコール・薬物問題は本人の心からも家族の心からも愛を奪っていきます。自分のことを大切に思えない,相手のことを大事に思えない状態に陥っていきます。愛が瀕死の状態になっていきます。その愛を蘇生するきっかけがこのプログラムのどこかしこに用意されています。コミュニケーションの仕方を変えることは,単にテクニックの問題ではありません。相手をなじったり責めたりする言い方を変えることで,相手の心に起きることももちろん変わります。それ以上に言い方を変えた家族自身の心に温かい気持ちが蘇ってき

ます。それを家族や本人が実感できるからこのプログラムは効果を生むのです。やる気がわくのです。

　CRAFTはアルコール薬物問題だけでなく，ギャンブル問題やひきこもり，摂食障害の問題を持つ家族にも有効です。CRAFTを貫く考え方は人と人の関係性や人間性の本質に焦点が当たっているので，CRAFTを学ぶことはその人の生活全般にも影響を与えます。私自身がそうでしたが，治療者や援助者の考え方や仕事に対しても大きな良い影響を与えてくれます。

　CRAFTが全国に普及し，家族援助のスタンダードになるように願ってやみません。

［著者略歴］

吉田 精次
（よしだ・せいじ）

1981年，徳島大学医学部卒。2001年から藍里病院にてアルコール依存症治療，2007年からギャンブル依存症治療を開始。日本アルコール関連問題学会・評議員，徳島県断酒会・顧問，徳島アルコール関連問題研究会・代表，四国ギャンブル問題を考える会・世話人，四国CRAFT研究会・代表，徳島自殺予防面接技法研究会・世話人。監訳に「CRAFT依存症者家族のための対応ハンドブック」（金剛出版）がある。

境　　泉洋
（さかい・もとひろ）

1976年，宮崎県生まれ。1999年，宮崎大学教育学部卒。2005年，早稲田大学博士（人間科学）。2004年から志學館大学大学院心理臨床学研究科講師を経て，2007年4月から徳島大学総合科学部准教授，2009年4月より，現職，徳島大学大学院ソシオ・アーツ・アンド・サイエンス研究部准教授。臨床心理士，認定行動療法士。日本認知・行動療法学会代議員，行動療法研究常任編集委員，認知療法研究常任編集委員，NPO法人全国引きこもりKHJ親の会理事，徳島県青少年健全育成審議会委員。筆頭著書に「CRAFT ひきこもりの家族支援ワークブック」（金剛出版），分担執筆に「認知行動療法の技法と臨床」（日本評論社），「ひきこもりに出会ったら」（中外医学社），『「ひきこもり」考』（創元社）などがある。監訳に「CRAFT 依存症患者への治療動機づけ」（金剛出版），「メタ認知療法」（日本評論社）がある。

CRAFT 薬物・アルコール依存症からの脱出
あなたの家族を治療につなげるために

2014年11月30日 発行
2022年3月1日 3刷

著　者	吉田 精次　境 泉洋	発行所	株式会社 金剛出版
発行者	立石 正信		〒112-0005
			東京都文京区水道1-5-16
印刷	シナノ印刷		電話 03-3815-6661
装丁	和井田 智子		振替 00120-6-34848

ISBN978-4-7724-1395-4 C3011　　　　　　　　　　　Printed in Japan©2014

CRAFT 物質依存がある人の家族への臨床モジュール

［著］=H・G・ローゼン R・J・メイヤーズ J・E・スミス
［監修］=松本俊彦 境 泉洋 ［監訳］=佐藤彩有里 山本 彩

- A5判 ●並製 ●136頁 ●定価 **3,080**円
- ISBN978-4-7724-1840-9 C3011

アルコール・薬物など依存がある人の「家族」へのトレーニングを通じ，
最終的に本人を治療へ導く，
画期的かつ実践的なプログラム。

CRAFT ひきこもりの家族支援ワークブック [改訂第二版]
共に生きるために家族ができること

［編著］=境 泉洋 ［著］=野中俊介 山本 彩 平生尚之

- A5判 ●並製 ●288頁 ●定価 **3,300**円
- ISBN978-4-7724-1836-2 C3011

ひきこもりの若者が回復するために，家族ができる効果的な方法とは？
認知行動療法の技法を応用した，
ひきこもりの若者支援のための治療プログラムとワークブック。

CRAFT 依存症者家族のための対応ハンドブック

［著］=ロバート・メイヤーズ ブレンダ・ウォルフ
［監訳］=松本俊彦 吉田精次

- A5判 ●並製 ●216頁 ●定価 **2,860**円
- ISBN978-4-7724-1319-0 C3011

実証的研究で効果が証明された
依存症への治療法として最強のプログラム「CRAFT」。
あなたの大切な人にもう飲ませないために！

価格は10%税込です。